풀뿌리 하나로 난치병을 고친다

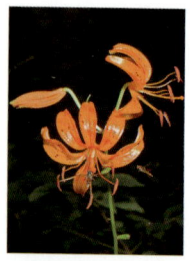

한국의 약초

2015년 4월 25일 초판 1쇄 인쇄
2018년 9월 25일 초판 3쇄 발행

엮은이 | 자연과 함께하는 사람들
발행인 | 김동석
펴낸곳 | 문학사계

주 소 | 121-886 서울특별시 마포구 합정동 427-6, 2층
전 화 | 02-3143-2661
팩 스 | 02-3143-2667
등록번호 제2010-000018호 / 2010년 4월 5일
이메일 | mhmade@naver.com

ISBN 979-11-85825-38-0
   979-11-85825-47-2(세트)
• 2018 문학사계 Inc.
Printed in Seoul, Korea

• 이 책의 글과 사진은 저작권의 보호를 받고 있습니다.
• 잘못 만들어진 책은 구입하신 곳에서 교환하여 드립니다.

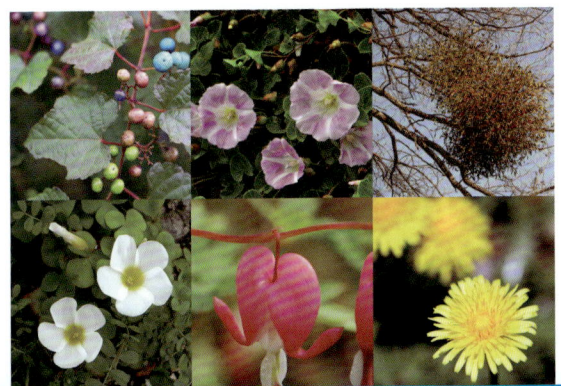

한국의 약초
The Medicinal Herb of Korea

엮은이·자연과 함께하는 사람들

문학사계

머리말

 약초란, 약이 되는 풀과 나무를 말한다. 병이 있으면 약이 있고, 모든 약의 원천은 약초에서 나온다. 우리나라의 산과 들에는 수없이 많은 종류의 약초들이 자라고 있다.
 중국 청나라 당종해가 편찬한 본초문답은 약초에 대해 다음과 같이 기록하고 있다.

 세상의 만물과 사람은 하늘의 기운과 땅의 기운을 받아서 태어났는데, 약초는 그 기운이 한쪽으로 치우친 것을 얻었다.
 인체는 음양의 기 중에서 한쪽이 많아지거나, 적어지게 되면 질병이 생기는데, 한 가지 기에 치우친 약초의 힘을 빌려 그 균형을 조절하여 질병을 치료하게 되는 것이다.

 이는 약초의 음양으로 우리 몸의 음양을 다스린다는 것이다. 그리고 황제내경의 한 구절은 오늘을 사는 현대인에게 시사하는 바가 크다.

"옛날 사람들은 모두 백 살이 넘어도 쌩쌩했다고 하는데, 오늘날 사람들은 오십만 되면 빌빌거리니 바뀐 세상 때문인가, 아니면 사람의 잘못 때문인가?"
이렇게 황제가 묻자 의원이 답한다.
"옛 사람은 자연에 순응하고, 음식을 절제하고, 정력을 헛되이 낭비하지 않았습니다. 하지만 요즘 사람들은 그렇지 않아서 술에 절어 있고, 툭하면 축첩하고 술 취한 채로 방사하여 정력을 소비하니 어찌 빌빌거리지 않겠습니까?"

나는 언제나 산에 오를 준비를 하고 있다. 우리 심마니들이 '심봤다'고 외치는 우렁찬 그 목소리는 그저 산에 감사하는 탄성일 뿐이다. 나는 수백 년 묵은 산삼 한 뿌리에 수억 원을 호가해 횡재했다는 소문은 헛헛한 웃음으로 날려버리고, 그저 산이 좋아 산에 오른다. 산에 가면 세상에 지친 사람을 기다리는 온갖 약초들이 있다.

양구DMZ천종산삼 심마니 박상철

차례

머리말

봄에 피는 약초

복수초·12 노루귀·14 얼레지·16
깽깽이풀·18 할미꽃·20 약모밀·22
삼백초·24 긴병꽃풀·26 금창초·28 민들레·30
광대수염·32 광대나물·34 괭이밥·36
노박덩굴·38 산자고·40 주름잎·42 뱀딸기·44
삼지구엽초·46 쇠뜨기·48 부처손·50 속새·52
꿩의밥·54 방가지똥·56 제비꽃·58 해당화·60
골무꽃·62 개별꽃·64 까마중·66 머루·68
화살나무·70 으름덩굴·72 멀꿀·74
청미래덩굴·76 개감수·78 등대풀·80
족도리풀·82 갈퀴덩굴·84 갈퀴나물·86
생강나무·88 산수유나무·90 보리수·92
고욤나무·94 마가목·96 석류·98 모과·100
동백나무·102 홀아비꽃대·104
자주괴불주머니·106 자운영·108 꽃마리·110

여름에 피는 약초

개망초 • 114 노루발 • 116 노루오줌 • 118 노루삼 • 119 비름 • 120
쇠비름 • 122 애기똥풀 • 124 이질풀 • 126 토끼풀 • 128
붉은토끼풀 • 130 계요등 • 132 호장근 • 134 개미자리 • 136
마타리 • 138 고삼 • 140 목향 • 142 고추나물 • 144 톱풀 • 146
방풍 • 148 궁궁이 • 149 갯방풍 • 150 어수리 • 152 둥굴레 • 154
구기자 • 156 오미자 • 158 메꽃 • 160 갯메꽃 • 162 익모초 • 164
오이풀 • 166 퉁퉁마디 • 168 명아주 • 170 맥문동 • 172 원추리 • 174
닭의장풀 • 176 하눌타리 • 178 달맞이꽃 • 180 차풀 • 182
낭아초 • 184 꿀풀 • 186 개머루 • 188 범꼬리 • 190 질경이 • 192
짚신나물 • 194 자금우 • 196 붉나무 • 198 산딸나무 • 200
남천 • 202 마름 • 204 가시연꽃 • 206 반하 • 208 댕댕이덩굴 • 210
별노랑이 • 211 수염가래꽃 • 212 부들 • 214

가을에 피는 약초

삽주 • 218 무릇 • 220 꽃향유 • 222
배초향 • 224 금불초 • 226
물옥잠 • 228 땅빈대 • 230 며느리밑씻개 • 232
갈대 • 234 억새 • 236 수크령 • 238 용담 • 240
잔대 • 242 더덕 • 244 바위솔 • 246
돼지감자 • 248 쇠무릎 • 250 사철쑥 • 252
개여뀌 • 254 물봉선 • 256 뚝갈 • 258
솔체꽃 • 260 도꼬마리 • 262
야고 • 264 수정난풀 • 266
우산나물 • 268 자주쓴풀 • 270
한련초 • 271 여우팥 • 272
새삼 • 273 쥐꼬리망초 • 274
담배풀 • 275

위험한 독초

독말풀 • 278
협죽도 • 279
미치광이풀 • 280
독미나리 • 281
천남성 • 282
배풍등 • 283
은방울꽃 • 284
284 박새 • 285

찾아보기 • 286

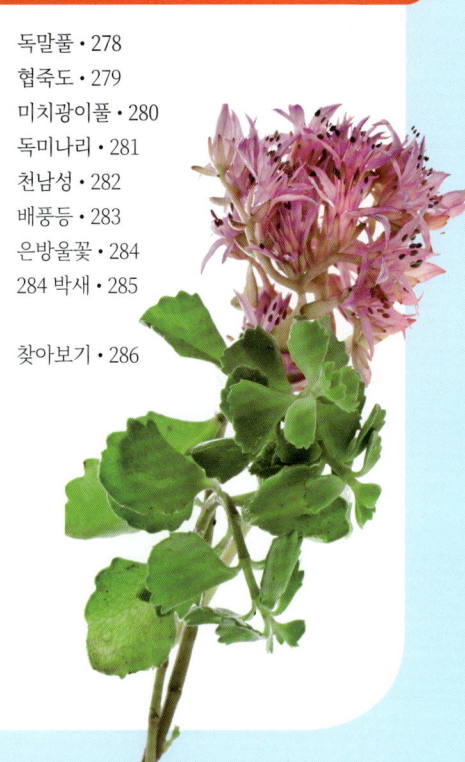

일러두기

1. 본문은 각 계절로 피는 약초와 독초, 총 4개의 챕터로 구성되었으며, 약초에 대한 상식을 돕고자 약용하는 부분은 물론, 식용 부분도 함께 설명하였습니다.
2. 약초의 사진은 식별이 용이한 사진으로 수록하기 위해 노력하였으며, 대부분의 사진은 123.RF, IMASIA, 포토 라이브러리 등과 계약한 것임을 밝힙니다.
3. 독자에게 생소하거나 어려운 용어는 쉽게 풀어 설명하고자 노력하였습니다.

Chapter 1
봄에 피는 약초

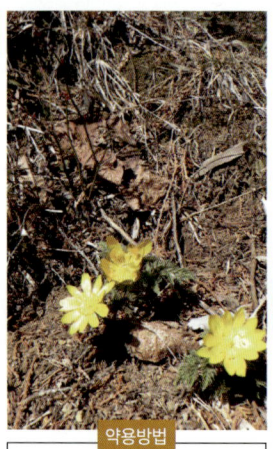

약용방법
- 중불로 오래 달여서 복용한다.
- 약용할 때는 반드시 의사의 지시사항을 지켜야 한다.

미나리아재비과 여러해살이풀
Adonis amurensis

① **분포**_ 전국 각지
② **생지**_ 산지의 나무 그늘
③ **화기**_ 2~4월
④ **수확**_ 개화기
⑤ **크기**_ 10~30cm
⑥ **이용**_ 온포기, 뿌리
⑦ **치료**_ 심장 질환, 관절염

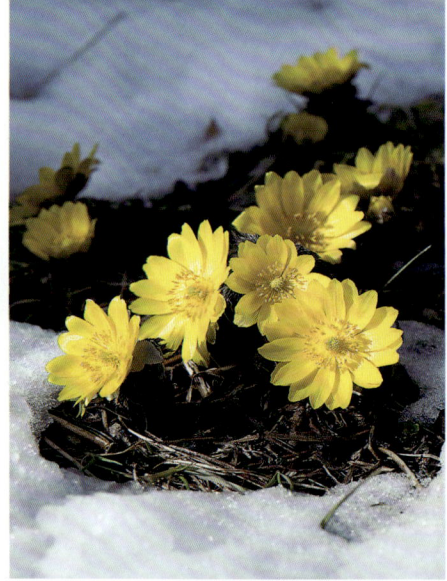

복수초_설련화
생약명_ 복수초

차가운 눈을 열기로 녹이며 아침부터 저녁까지 숲속에서 황금색 꽃을 피운다. 강심작용이 탁월해서 뿌리 및 뿌리 줄기를 심장에 관련된 증상을 치료하는 약으로 이용한다. 그러나 독성이 강해 용량을 초과해 사용하면 심장마비를 일으켜 사망할 위험이 크기 때문에 가정에서 치료제로 사용하기에는 매우 위험하다.

Chapter 1 봄에 피는 약초

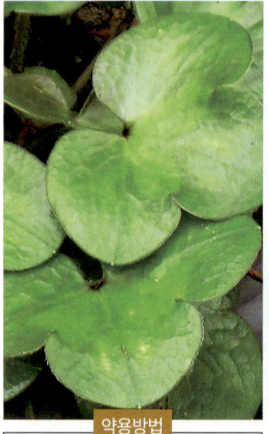

약용방법
- 중불로 오래 달여서 복용한다.
- 독성이 있으므로 반드시 기준량을 지켜야 한다.

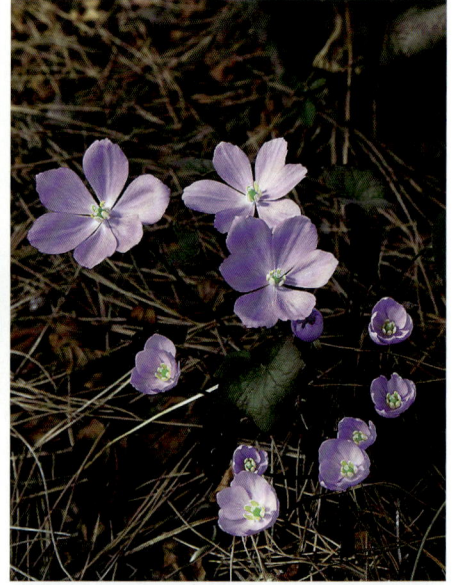

미나리아재비과 여러해살이풀

Hepatica asiatica

노루귀

생약명_ 장이세신

① **분포**_ 전국 각지
② **생지**_ 숲속의 응달
③ **화기**_ 3~4월
④ **수확**_ 여름
⑤ **크기**_ 20~30cm
⑥ **이용**_ 온포기, 뿌리줄기
⑦ **치료**_ 간 질환

잎이 나올 때의 모습이 노루의 귀를 닮았다고 노루귀라고 부른다. 야생초로는 드물게 꽃 색깔이 다양하다. 전초에도 약성이 있지만, 주로 뿌리를 간 부위의 면역력이 약화되었을 때 사용한다. 말린 뿌리 2~3g 정도를 물에 넣고 반으로 줄 때까지 달여 복용하되, 독성이 있는 식물이니 반드시 기준량을 지켜야 한다.

Chapter 1 봄에 피는 약초 • 15

약용방법
- 중불로 오래 달이거나 술을 담가 복용한다.
- 독성은 없지만 많이 쓰지 않는 것이 좋다.

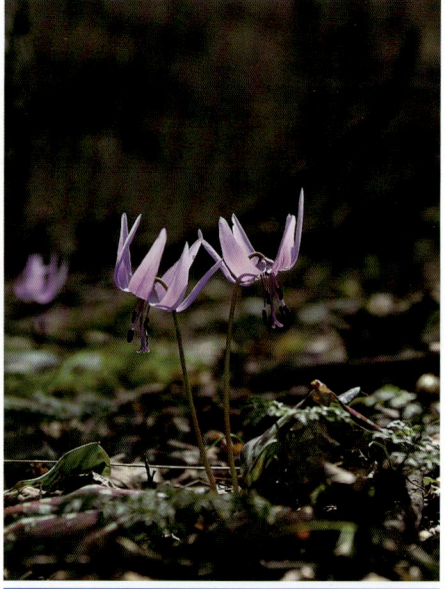

백합과 여러해살이풀

Erythronium japonicum

① 분포_ 전국 각지
② 생지_ 높은 산이나 고원
③ 화기_ 3~5월
④ 수확_ 겨울~여름
⑤ 크기_ 10~30cm
⑥ 이용_ 뿌리, 줄기
⑦ 치료_ 위장 질환, 지사제 등

얼레지_ 가재무릇

생약명_ 차전엽산자고

봄을 알리는 꽃 중 가장 아름다운 꽃이라 해도 무리가 없다. 주로 높은 산의 능선에서 피며, 빠르면 3월에 꽃망울을 터뜨리기도 한다. 예부터 녹말가루를 만드는데 이용해 온 풀로서, 어린잎은 나물로 먹고 생잎 그대로 약으로 쓰거나 건조해서 사용한다. 위를 보호하고 설사와 구토를 멎게 하는 효능이 있다.

Chapter 1 봄에 피는 약초

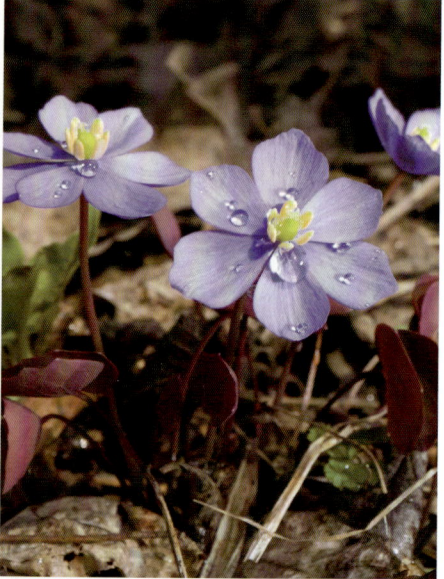

약용방법

- 탕으로 쓸 때는 감초물에 담갔다가 사용한다.
- 치유되면 복용을 중단한다.

매자나무과 여러해살이풀

Jeffersonia dubia

① **분포_** 중부 이북
② **생지_** 산중턱 아래의 골짜기
③ **화기_** 3~5월
④ **수확_** 9~10월
⑤ **크기_** 20~25cm
⑥ **이용_** 온포기, 뿌리줄기
⑦ **치료_** 피부염, 지사제, 발열

깽깽이풀_황련

생약명_모황련

뿌리의 색깔이 노랗기에 황련이라고 부르며, 생약명인 모황련은 뿌리를 말린 것이다. 열을 내리고 독을 풀며, 염증을 없애는 효능으로 세균성 설사나 결핵 등에 의한 발열 등에 약용한다. 쓴맛을 내는 오고닌 성분이 강한 항암작용을 하는 것으로 밝혀지기도 했다. 수염뿌리를 제거하고 햇볕에 잘 말린 후 달여서 복용한다.

Chapter 1 봄에 피는 약초

약용방법

- 중불로 오래 달이거나 술을 담가 복용한다.
- 절대 많은 양을 한꺼번에 복용하면 안 된다.

할미꽃

생약명_ 백두옹

미나리아재비과 여러해살이풀

Pulsatilla koreana

① **분포**_ 전국 각지
② **생지**_ 산기슭과 들의 양지
③ **화기**_ 4~5월
④ **수확**_ 가을~이듬해 봄
⑤ **크기**_ 30 40cm
⑥ **이용**_ 뿌리
⑦ **치료**_ 항암, 종기 제거

잎이나 줄기를 자르면 나오는 즙액이 손이나 피부에 묻기라도 하면 피부염을 일으키는 맹독성 식물이다. 하지만 이 맹독이 신통하게도 약리작용을 한다. 햇볕에서 잘 건조한 뿌리를 약용하는데 청열, 해독, 지사에 효능이 있어서 이질이나 전염성 장염에 사용한다. 즉 설사, 고름, 혈변, 복통 등에 대단한 효력이 있다.

Chapter 1 봄에 피는 약초 • 21

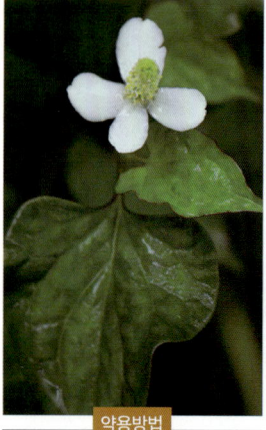

약용방법
- 약불에 짧게 달이거나 생즙으로 복용하며, 술을 담가 쓰기도 한다.
- 치유되면 바로 중단한다.

삼백초과 여러해살이풀
Houttuynia cordata

① **분포_** 중남부 지방
② **생지_** 그늘진 습지
③ **화기_** 5~6월
④ **수확_** 여름~가을
⑤ **크기_** 20~50cm
⑥ **이용_** 잎, 뿌리
⑦ **치료_** 요도염, 방광염, 당뇨

약모밀_ 어성초
생약명_ 중약

체내의 모든 독소를 죽이고 피를 맑게 하는 효험이 있다. 잎줄기에서 생선 비린내 비슷한 고약한 냄새가 나는데, 이 냄새를 유발하는 성분이 강력한 항균작용을 돕는다. 약성이 가장 좋을 때는 10월이며, 6개월 정도 장복하면 효과를 볼 수 있다. 오래 끓이면 좋은 성분이 모두 소실되므로 짧은 시간 끓여야 한다.

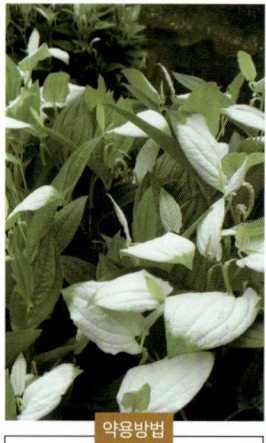

약용방법
- 중불에 달여 보리차처럼 수시로 음용한다. 아침마다 생즙을 내어 마셔도 좋다.
- 오래 써도 해롭지 않다.

삼백초과 여러해살이풀
Saururus chinensis

① **분포**_ 제주도, 중부 이남
② **생지**_ 물가, 습지
③ **화기**_ 5~6월
④ **수확**_ 여름~가을
⑤ **크기**_ 50~100cm
⑥ **이용**_ 온포기
⑦ **치료**_ 부인과 질병, 동맥경화, 당뇨, 이뇨제(일본)

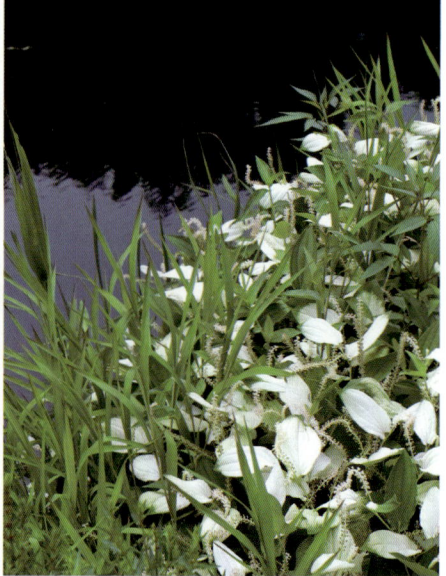

삼백초
생약명_ 삼백초(三白草)

약모밀과는 다른 식물이다. 독특한 쓴맛과 송장 썩는 듯한 지독한 냄새를 풍겨 '송장풀'이라는 악명을 가졌다. 고혈압, 당뇨 등의 원인인 숙변을 없애는데 효과가 탁월하며, 차로 마시면 콜레스테롤 수치를 낮출 수 있다. 주로 부인과 질환을 다스리는데 이용하지만 갖가지 질병에도 뛰어난 효과를 보인다.

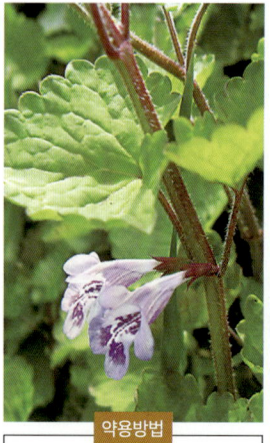

약용방법

- 중불에 달여 보리차처럼 수시로 음용한다.
- 오래 써도 해롭지 않다.

꿀풀과 여러해살이풀

Glechoma grandis

① **분포**_ 전국 각지
② **생지**_ 들이나 산의 습한 양지
③ **화기**_ 4~5월
④ **수확**_ 여름~가을
⑤ **크기**_ 30~50cm
⑥ **이용**_ 뿌리
⑦ **치료**_ 신장결석, 요로결석 혈당강하, 당뇨 등

긴병꽃풀

생약명_연전초

약용식물 중에서 가장 뛰어난 약효를 보이는 선약으로 알려진 식물로, 민간에서는 거의 만병통치약처럼 쓴다. 소변을 잘 보게 하고 결석을 녹이는 효능이 탁월해 신장결석이나 방광결석, 요로결석에 즉효약이다. 가을에 채취해 그늘에서 말린 전초를 하루 30~50g쯤 달여 수시로 물 대신 마신다. 독이 없으므로 오래 복용해도 좋다.

약용방법
- 중불에 달이거나 생즙 그대로 또는, 가루를 만들어 사용한다.
- 치유되면 복용을 중단한다.

꿀풀과 여러해살이풀

Ajuga decumbens

① **분포**_ 남부지방, 제주도
② **생지**_ 산기슭, 개울가, 습지
③ **화기**_ 4~5월
④ **수확**_ 여름~가을
⑤ **크기**_ 30~50cm
⑥ **이용**_ 온포기
⑦ **치료**_ 각종 상처, 부스럼 고혈압, 관절염 등

금창초

생약명_ 금창초

주로 남부지방과 제주도의 숲이나 습한 곳에서 자란다. 금창이란 금속에 의해 난 상처라는 뜻으로, 예부터 쇠붙이에 다친 상처, 부스럼 종기 치료에 탁월한 효과가 있다. 고혈압, 기관지염, 중이염 등에도 두루 효능을 보인다. 등산하다가 독충에게 물렸을 때에는 줄기잎을 으깨어 환부에 바르면 쉽게 낫는다.

약용방법
- 중불로 오래 달이거나 생즙을 그대로 마신다. 뿌리는 술을 담근다.
- 오래 복용할 수록 몸에 이롭다.

국화과 여러해살이풀

Taraxacum platycarpum

① **분포**_ 전국 각지
② **생지**_ 야산, 들, 길가의 양지
③ **화기**_ 4~5월
④ **수확**_ 3~4월(잎)
　　　　9~10월(뿌리)
⑤ **크기**_ 20~30cm
⑥ **이용**_ 잎, 뿌리
⑦ **치료**_ 유선염, 소염, 이뇨제

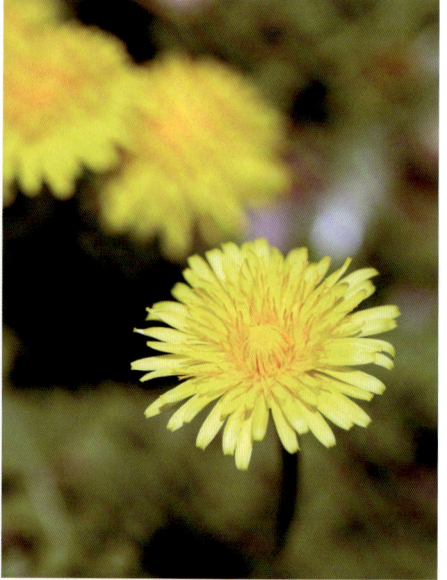

민들레

생약명_ 포공영

돌보는 손길 없이 스스로 자생하며, 영하 40도의 환경 속에서도 씩씩하게 꽃을 피운다. 주성분인 레시틴과 콜린이 동맥경화를 예방하고 콜레스테롤을 억제해 생리불순이나 냉증 같은 질병은 물론, 불임이나 유선염 예방에도 높은 효과를 기대할 수 있다. 차로 끓여 수시로 마시면 신진대사를 촉진해 혈액순환에도 도움이 된다.

Chapter 1 봄에 피는 약초

tip
- 잎모양이 쐐기풀과 비슷해서 동물들은 잘 먹지 않는다.
- 풀에서 좋지 않은 냄새가 나지만 유용한 초본이다.

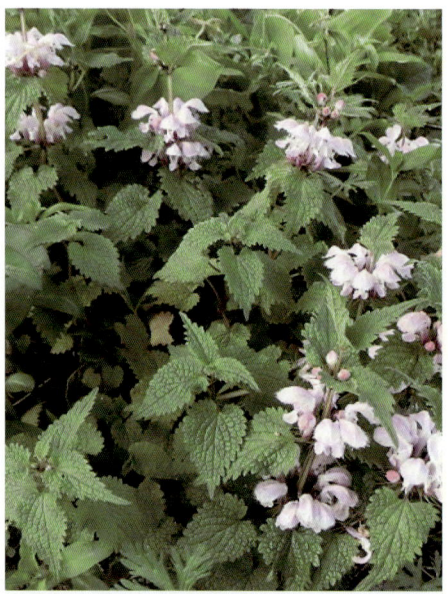

꿀풀과 여러해살이풀

Lamium album

① **분포**_ 전국 각지
② **생지**_ 산지의 약간 그늘진 곳
③ **화기**_ 5월
④ **수확**_ 5~6월(개화기)
⑤ **크기**_ 40~60cm
⑥ **이용**_ 온포기, 뿌리
⑦ **치료**_ 자궁질환, 월경불순, 요통

광대수염

생약명_ 야지마

20여년 간 모든 수단을 다 해도 낫지 않던 요통이 광대수염 뿌리를 달여먹고 좋아졌다는 사례가 있다. 피를 멎게 하고 통증을 없애는 효능이 있어 자궁질환, 월경불순, 요통 등에 사용한다. 개화기인 5~6월의 꽃과 겨울부터 초봄 사이에 캔 뿌리의 약성이 가장 좋다. 전초를 달여 전신욕을 하거나 찜질을 해도 같은 효과를 본다.

Chapter 1 봄에 피는 약초 • 33

약용방법

● 중불에 진하게 달이거나 가루를 내어 사용한다. 외상에는 갈아서 붙인다.
● 치유되는 대로 중단한다.

꿀풀과 두해살이풀
Lamium amplexicaule

① **분포**_ 전국 각지
② **생지**_ 밭둑, 풀밭, 길가
③ **화기**_ 4~5월
④ **수확**_ 개화 후
⑤ **크기**_ 30cm 정도
⑥ **이용**_ 온포기
⑦ **치료**_ 진통, 타박상, 근육통

광대나물
생약명_ 보개초

꽤 귀엽게 생긴 꽃이지만 눈에 잘 띄지 않는 까닭에 사람들의 시선은 끌지 못한다. 어린잎은 나물로 먹고 전초를 약용한다. 오래 달이거나 생즙 그대로 복용한다. 지혈작용으로 피를 멎게 하며 진통, 타박상 등에 효능이 있어서 붓기를 쉽게 가라앉힌다. 또한 근육통, 사지마비, 타박상으로 인한 골절상 등에도 이용한다.

Chapter 1 봄에 피는 약초 • 35

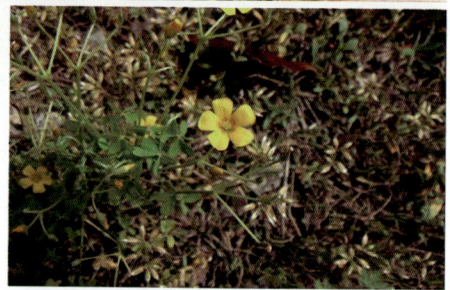

tip
● 잎모양이 비슷해 토끼풀과 혼동하기도 한다.
● 달여 먹거나 생즙을 내서 먹는 것만으로도 암을 예방할 수 있다.

괭이밥과 여러해살이풀
Oxalis corniculata L.

① **분포**_ 전국 각지
② **생지**_ 들이나 밭, 빈터
③ **화기**_ 5~8월
④ **수확**_ 7~8월
⑤ **크기**_ 20~50cm
⑥ **이용**_ 온포기
⑦ **치료**_ 각 종 가려움증 해소
　　　　피부질환, 소염, 해독

괭이밥
생약명_ 작장초

비 오는 날이나 밤에 꽃을 닫았다가 낮이 되면 다시 활짝 핀다. 전초에 옥살산이 함유되어 씹으면 신맛이 난다. 알코올 중독, 중금속 중독 등 온갖 독을 다 해독하는 능력이 뛰어나며, 생잎을 짓찧어 바르면 가려움이나 옴 등의 피부병이 금방 낫는다. 다량 섭취하면 소화기의 점막을 자극해 염증을 일으키기도 하니 주의한다.

애기괭이밥   자주괭이밥

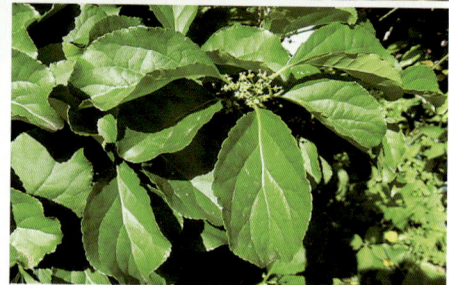

약용방법

● 중불로 진하게 달여서 약용한다.
● 독성이 없지만 치유되는 대로 중단한다.

노박덩굴과 낙엽 활엽 덩굴
Celastrus orbiculatus

① **분포_** 전국 각지
② **생지_** 산과 들의 숲속
③ **화기_** 5~6월
④ **수확_** 가을~겨울
⑤ **크기_** 10m 정도
⑥ **이용_** 잎, 뿌리, 열매
⑦ **치료_** 생리통, 냉증, 요통 등

노박덩굴
생약명_ 남사등

열매가 꽃보다 훨씬 화사한 덩굴식물이다. 꽃은 유심히 보지 않으면 보이지 않을 정도로 볼품 없다. 줄기와 뿌리, 열매 모두 약으로 쓴다. 열매는 따뜻한 성질을 지녀 생리통과 냉증 치료에 특효약이라 부를 만큼 자주 쓰이며, 뿌리줄기는 허리 통증과 요통, 류머티즘에 폭넓게 사용한다. 중국에서도 근육통과 관절통에 약용한다.

tip

● 탕(湯) : 매일 달여 그날에 마시는 것이 기준이다. 하루 분량을 3회로 나누어 식전 또는 식후에 복용한다.

백합과 여러해살이풀

Tulipa edulis

① **분포**_ 제주, 전남, 전북
② **생지**_ 양지바른 풀밭
③ **화기**_ 4~5월
④ **수확**_ 가을~이듬해 봄
⑤ **크기**_ 30~40cm
⑥ **이용**_ 비늘줄기
⑦ **치료**_ 해독작용, 종기, 악창
　　　　 항암보조제

산자고_ 까치무릇

생약명_ 산자고

한국의 야생 튤립이다. 둥근 비늘줄기에 약독이 있지만, 이 독이 도리어 염증을 식히고 종기를 가라앉힌다. 약한 마취를 일으켜 위염을 치료하며, 최근에는 항암효과가 있는 것으로 밝혀져 식도암, 폐암 등을 치료하는데도 이용한다. 날 것을 곱게 찧어 환부에 바르거나 그늘에 말려 진하게 달여 마신다.

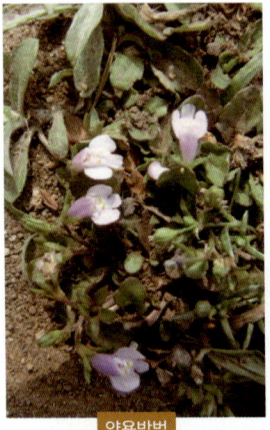

약용방법

● 중불에 진하게 달이거나 술을 담가 음용한다. 외상에는 으깨서 붙인다.
● 치유되면 복용을 중단한다.

현삼과 한해살이풀
Mazus japonicus

① **분포**_ 제주, 전남, 전북
② **생지**_ 밭이나 빈터의 습한 곳
③ **화기**_ 5~8월
④ **수확**_ 여름~가을
⑤ **크기**_ 5~20cm
⑥ **이용**_ 온포기
⑦ **치료**_ 각종 해독, 지통작용

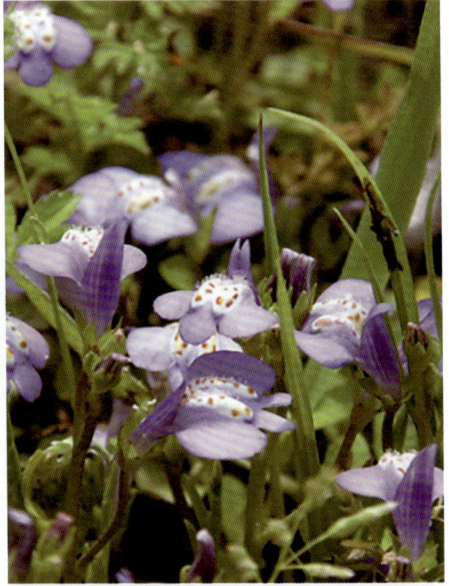

주름잎

생약명_ 통천초

잎에 주름살이 지는 특징으로 붙은 이름이다. 논둑이나 습지 등 아무데서나 잘 자라는 잡초지만 전초를 통천초라고 부르며 약용한다. 지통, 해독의 효능이 있어서 푹 달이거나 술을 담가 복용하면 열을 내리고 종기를 없애고 해독하는 데 큰 도움이 된다. 비슷한 식물로 누운 주름잎이 있다. 연한 순은 나물로 먹는다.

Chapter 1 봄에 피는 약초 • 43

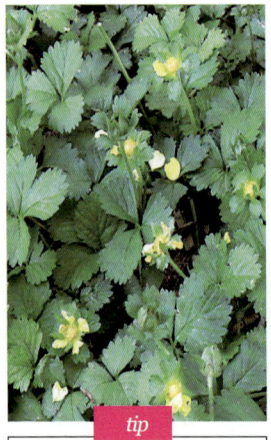

tip

● 열매는 맛이 없어서 잘 먹지 않는다. 대체로 뱀딸기처럼 노란 꽃이 피는 딸기는 맛이 없고, 흰 꽃이 피는 것은 먹을 수있다.

장미과 여러해살이풀

Duchesnea chrysantha

① **분포**_ 전국 각지
② **생지**_ 산과 들, 논밭둑, 길가
③ **화기**_ 4~5월
④ **수확**_ 4~6월, 9~10월
⑤ **크기**_ 60~120cm
⑥ **이용**_ 온포기, 열매
⑦ **치료**_ 감기, 해열, 피부염 아토피

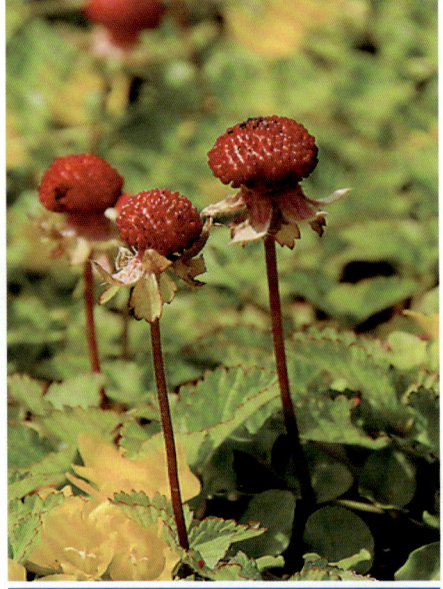

뱀딸기

생약명_ 사매

뱀딸기라지만 뱀이 먹으러 오는 것은 아니다. 열매와 뿌리를 주로 해열약이나 기침약으로 약용한다. 피부염에도 상당한 효과가 있다. 건조한 전초를 10분정도 끓여 목욕의 마지막 헹굼물로 사용하거나 생잎을 찧어 붙이면 아토피 피부가 좋아질 수 있다. 어린순은 비타민과 미네랄이 풍부해서 녹즙으로 이용한다.

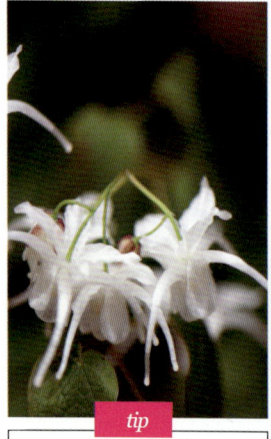

tip
- 3개의 가지 끝에 각각 3개씩 9개의 잎이 달린다고 삼지구엽초라고 부른다.
- 음양곽이라 하여 약재로 쓴다.

매자나무과 여러해살이풀

Epimedium koreanum

① **분포**_ 경기, 강원 이북
② **생지**_ 산과 들, 논밭둑, 길가
③ **화기**_ 4~5월
④ **수확**_ 여름~가을
⑤ **크기**_ 20~30cm
⑥ **이용**_ 온포기
⑦ **치료**_ 감기, 해열, 피부염 아토피

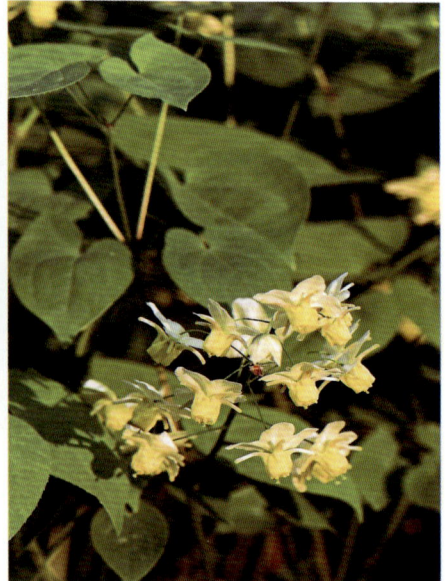

삼지구엽초

생약명_ 음양곽

오래전부터 정력을 돋우는데 사용해 온 식물이다. 불임증과 치매를 예방하는 약초로도 이름이 높다. 발기부전, 전신불수, 류머티즘 등에 응용하며, 냉증으로 임신이 잘 되지 않은 증상에도 이용한다. 여름과 가을 두차례, 줄기와 잎을 베어 그늘에서 잘 말린 후 달여 마시거나 차로 마신다.

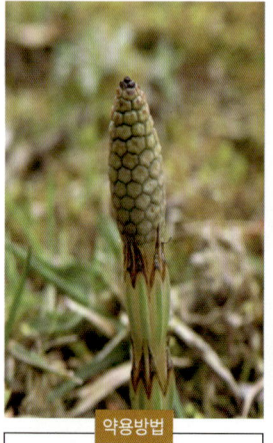

약용방법
- 중불로 오래 달여서 탕으로 약용한다.
- 다량으로 섭취할 경우, 각기병에 걸릴 수 있다.

속새과 여러해살이풀
Equisetum arvense

① **분포**_ 전국 각지
② **생지**_ 들과 밭, 야산
③ **화기**_ 없음
④ **수확**_ 여름~가을
⑤ **크기**_ 10~40cm
⑥ **이용**_ 온포기, 뿌리
⑦ **치료**_ 신장결석, 방광결석 등

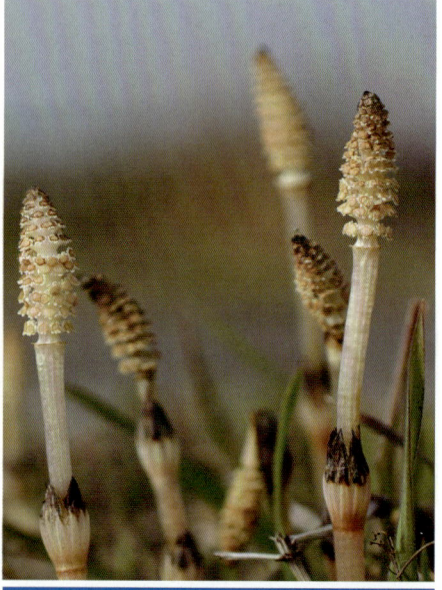

쇠뜨기
생약명_ 문형

성가신 잡초. 그러나 칼슘 함량이 시금치의 155배나 되는 식물성 미네랄의 보고(寶庫). 신장과 방광의 결석을 녹여내는 효능이 대단해서 차로 마시면 소변 색이 진하게 배출되면서 체내의 독이 빠져나가는 느낌을 받는다. 일본에서 펴낸 '건강, 영양식품 사전'에 보면 꾸준히 복용하는 것만으로도 암세포를 파괴한다고 적혀 있다.

Chapter 1 봄에 피는 약초 • 49

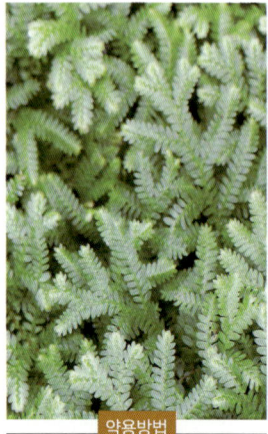

약용방법

● 진하게 달이거나 가루를 내어 이용한다. 외상에는 으깨서 붙인다. ● 어지럽거나 속이 메스꺼운 증상이 나타날 수 있다.

부처손과 상록 여러해살이풀
Selaginella tamariscina

① **분포**_ 전국 각지
② **생지**_ 산의 바위 위, 나무 위
③ **화기**_ 없음
④ **수확**_ 가을~이듬해 봄
⑤ **크기**_ 20~30cm
⑥ **이용**_ 온포기
⑦ **치료**_ 신장결석, 방광결석 등

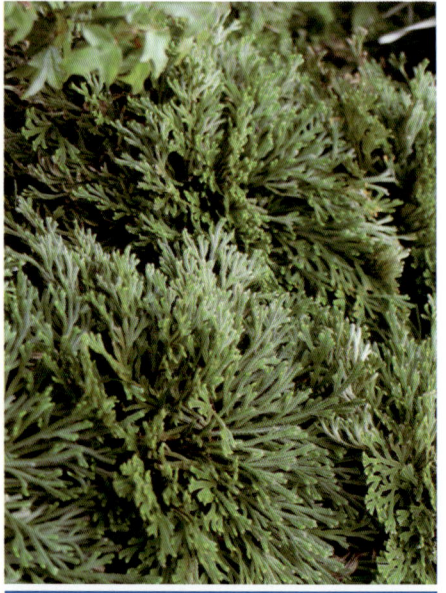

부처손
생약명_ 권백

바위 위에 죽은 것처럼 오그라들어 있다가 봄비를 맞으면 금세 새파랗게 살아난다. 생으로는 월경불순이나 복부의 종양, 타박상 등에 사용하고, 말린 것은 토혈이나 하혈, 혈뇨 등에 사용한다. 전초 60g 정도를 물이 반이 될 때까지 푹 달여 식전 공복에 마신다. 현재 중국에서 피부암, 인후암 등에 대한 항암 연구가 진행되고 있다.

Chapter 1 봄에 피는 약초 • 51

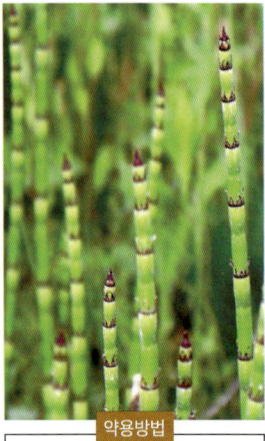

약용방법
- 진하게 달이거나 가루를 내어 이용한다.
- 치유되는 대로 중단한다.

속새과 상록 여러해살이풀
Equisetum hyemale

① **분포**_ 제주도, 강원도
② **생지**_ 고산 지대의 습한 그늘
③ **화기**_ 없음
④ **수확**_ 여름~가을
⑤ **크기**_ 30~60cm
⑥ **이용**_ 온포기
⑦ **치료**_ 신장결석, 방광결석 등

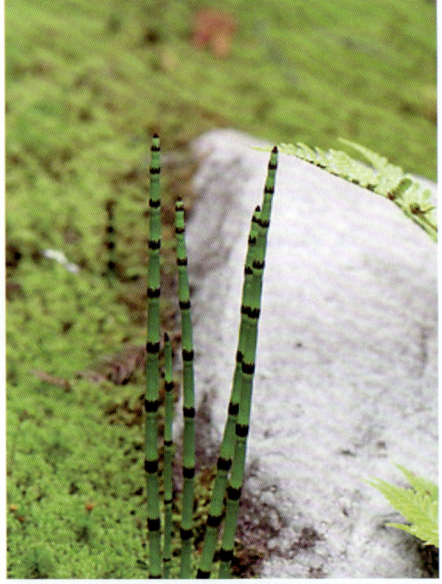

속새
생약명_ 목적

제주도, 울릉도, 강원도의 높은 산이나 계곡의 습지에 군락을 이뤄 자란다. 여름과 가을에 속이 비어있는 줄기의 지상부를 잘라서 달임약을 만들어 약용하며, 월경과다나 치질, 장 출혈 등에 하루 10-25g씩 먹는다. 민간에서는 전초를 물에 달여 치질과 눈앓이에 세척약으로 쓰며, 관절염이나 진통제 대용으로도 이용한다.

약용방법

● 중불에 진하게 달여서 음용한다.

골풀과 여러해살이풀

Luzula capitata

① **분포**_ 전국 각지
② **생지**_ 평지의 풀밭, 산기슭
③ **화기**_ 4~5월
④ **수확**_ 5~6월
⑤ **크기**_ 10~40cm
⑥ **이용**_ 온포기, 씨앗
⑦ **치료**_ 지사제, 소변불통

꿩의밥

생약명_ 지양매

골풀과의 초본이지만 사초와 더 유사하다. 6~70년대에는 아이들이 등하굣길에 이삭을 뜯어 먹던 군것질거리이자 구황식물이었다. 여름에 적갈색으로 달리는 씨앗과 전초를 지양매라 부르며 약용하며, 주로 소변불통이나 설사를 치료하는 데 쓰인다. 씨앗은 다른 곡물과 함께 곱게 빻아 빵이나 수제비로 먹을 수 있다.

Chapter 1 봄에 피는 약초 • 55

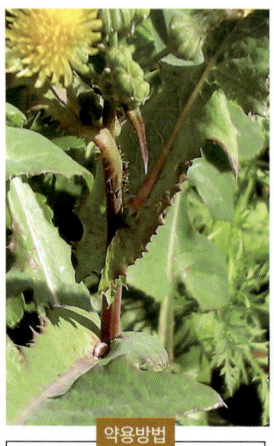

약용방법

- 중불에 진하게 달이거나 생즙으로 약용한다. 외상에는 생즙 또는 달인 물을 바른다.
- 치유되면 바로 중단한다.

국화과 1년 또는 2년생풀

Sonchus oleraceus

① **분포_** 전국 각지
② **생지_** 들이나 길가
③ **화기_** 5~9월
④ **수확_** 여름~가을
⑤ **크기_** 30~100cm
⑥ **이용_** 뿌리
⑦ **치료_** 청혈 작용, 황달

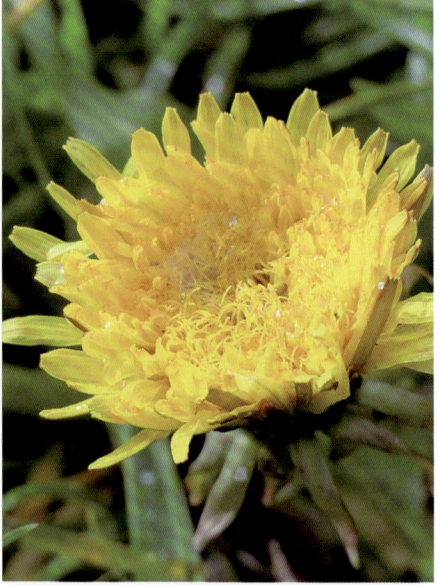

방가지똥

생약명_ 고거채

꽃은 민들레, 잎모양은 엉겅퀴와 닮았다. 줄기를 자르면 진액이 나오는데 보통 식물의 섭취 여부를 판단할 때, 하얀 진액이 나오면 대부분 먹을 수 있는 것으로 간주한다. 쓰고 차가운 성분이 열을 내리고 피를 맑게 한다. 특히 황달 증세에 좋다. 중국 고서에는 오장(비장, 위, 간, 신장, 폐)의 잡귀를 쫓아낸다고 기록되어 있다.

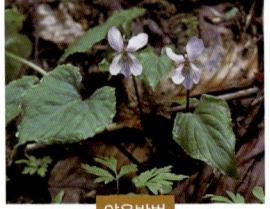

약용방법
- 진하게 달이거나 생즙, 술을 담가서도 쓴다. 외상에는 생즙을 바른다.
- 치유되는 대로 중단한다.

제비꽃과 여러해살이풀
Viola mandshurica

① **분포_** 전국 각지
② **생지_** 야산이나 들의 양지
③ **화기_** 4~5월
④ **수확_** 5~7월
⑤ **크기_** 10~20cm
⑥ **이용_** 온포기
⑦ **치료_** 해열, 이뇨, 불면증 등

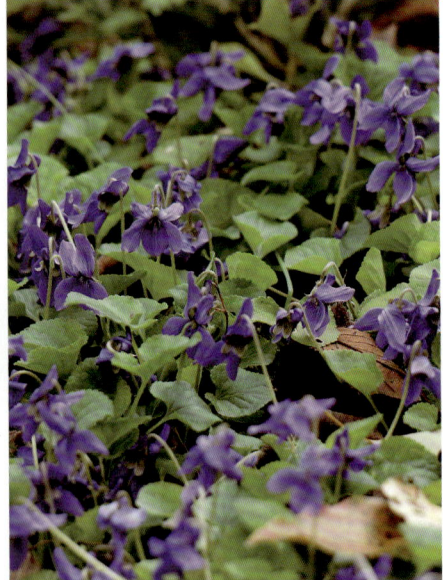

제비꽃
생약명_ 지정

비타민 C가 오렌지의 4배나 된다. 뿌리를 포함한 전초를 채취해 약용하며, 특히 점액질이 있어 참마처럼 보이는 뿌리가 해열, 이뇨작용을 한다. 관절염이나 불면증, 변비에 하루 10g 정도를 달여서 복용하거나 즙으로 약용한다. 타박상에는 생잎을 굵은 소금으로 주무른 다음 환부에 붙이면 효과를 볼 수 있다.

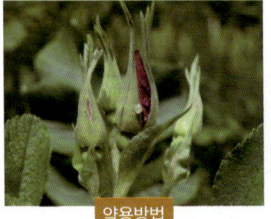

약용방법

- 중불에 진하게 달이거나 술을 담가서 쓴다.
- 해롭지는 않지만 치유되는 대로 중단한다.

장미과 낙엽 활엽 관목

Rosa rugosa

① **분포**_ 전국 각지
② **생지**_ 바닷가 모래땅, 산기슭
③ **화기**_ 5~7월
④ **수확**_ 5~7월(꽃), 8~9월(열매)
⑤ **크기**_ 10~20cm
⑥ **이용**_ 꽃(봉오리), 뿌리, 열매
⑦ **치료**_ 스트레스성 위염, 복통

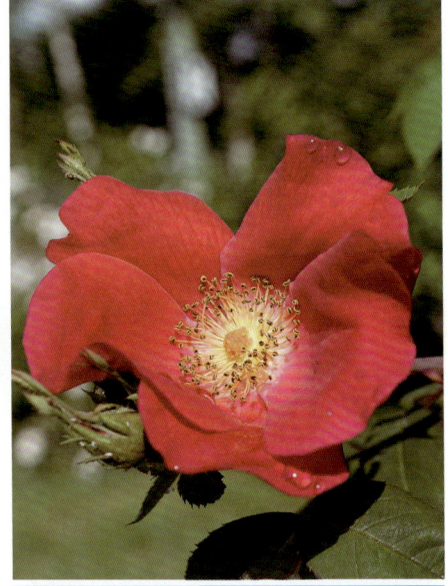

해당화

생약명_ 매괴화

2차 대전 당시, 영국은 부족한 오렌지 대신 해당화를 비타민 공급원으로 사용했다. 그만큼 비타민 C가 풍부한 나무다. 뿌리를 매괴근이라 하여 약용하며, 꽃봉오리와 열매 역시 함께 이용한다. 차가운 몸의 혈액순환을 돕고 위장을 보호하기에 스트레스로 인한 신경성 위염에 늘 시달리는 직장 여성들에게 아주 좋은 약초다.

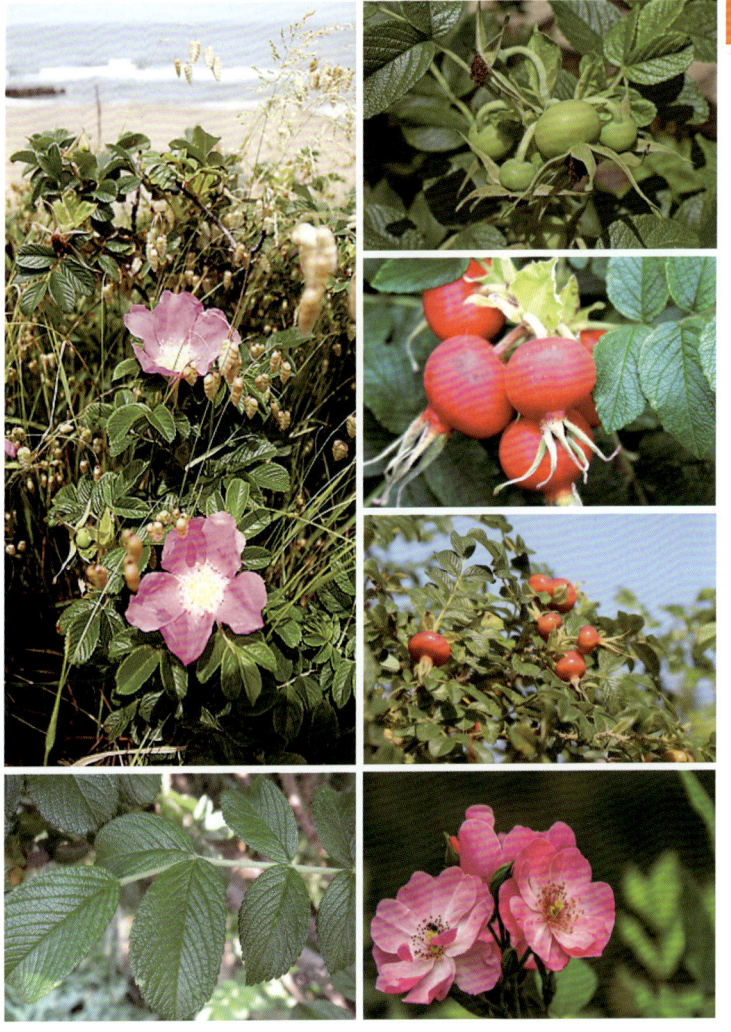

Chapter 1 봄에 피는 약초 • 61

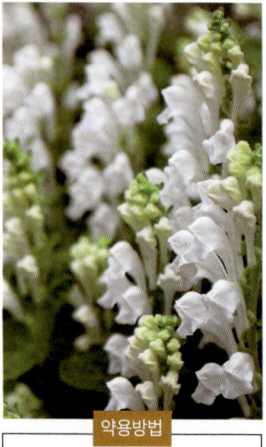

약용방법

● 중불에 진하게 달이거나 생즙을 내어 사용한다.
● 해롭지는 않지만 자주 먹지 말아야 한다.

꿀풀과 여러해살이풀
Scutellaria indica

① **분포**_ 전국 각지
② **생지**_ 산이나 들의 숲가, 길섶
③ **화기**_ 5~6월
④ **수확**_ 개화기
⑤ **크기**_ 10~30cm
⑥ **이용**_ 온포기, 뿌리
⑦ **치료**_ 각혈, 월경과다, 치통 등

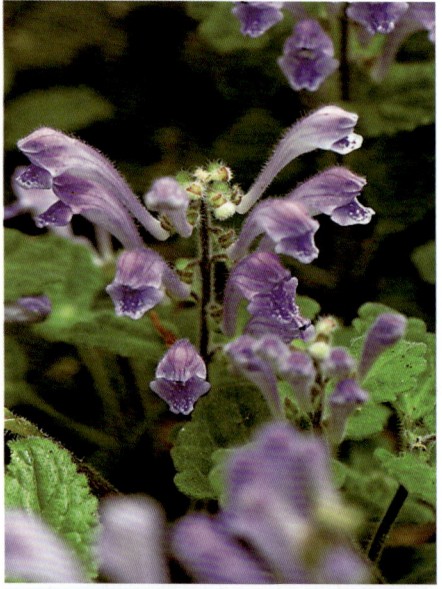

골무꽃
생약명_ 한신초

꽃이 피어 있지 않으면 잡초라고 생각하고는 지나쳐 버리게 된다. 바느질 할 때 끼던 골무와 닮은 식물로 전초와 뿌리를 달여서 약용한다. 피를 멈추게 하는 작용으로 각혈, 자궁출혈, 월경과다 등에 효력이 있으며, 통증을 진정시키기 때문에 치통에도 사용한다. 독충이나 뱀에게 물렸을 때 생즙을 내어 바르면 효과가 있다.

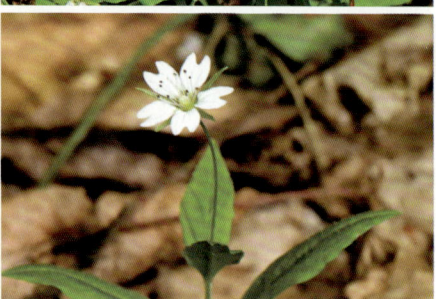

약용방법
- 중불에 진하게 달이거나 가루를 내어 사용한다.
- 해롭지는 않지만 치유되면 바로 중단한다.

석죽과 여러해살이풀

Pseudostellaria hoterophylla

① **분포**_ 전국 각지
② **생지**_ 산지의 나무 밑, 숲 속
③ **화기**_ 5월
④ **수확**_ 7~8월
⑤ **크기**_ 10~15cm
⑥ **이용**_ 덩이뿌리
⑦ **치료**_ 강장보호, 위장병, 발열

개별꽃

생약명_ 태자삼

별꽃의 유사종으로 들별꽃이라고도 한다. 인삼을 닮아 한방에서 태자삼이라고 부르는 뿌리를 위장병이나 기침 등에 약용한다. 인삼의 주성분인 사포닌이 들어 있어서 허약체질인 사람이나 아이들의 갑작스런 발열에 좋다. 인삼보다 효과는 적지만 인삼을 먹고 나타나는 부작용은 일어나지 않는다.

약용방법
- 중불에 진하게 달여서 복용하고 열매는 생으로 먹는다.
- 해롭지는 않지만 치유되면 바로 중단한다.

가지과 여러해살이풀
Solanum nigrum

① **분포_** 전국 각지
② **생지_** 야산, 길가, 밭둑
③ **화기_** 5~7월
④ **수확_** 가을
⑤ **크기_** 20~90cm
⑥ **이용_** 온포기, 열매, 꽃
⑦ **치료_** 기관지염, 황달, 고혈압

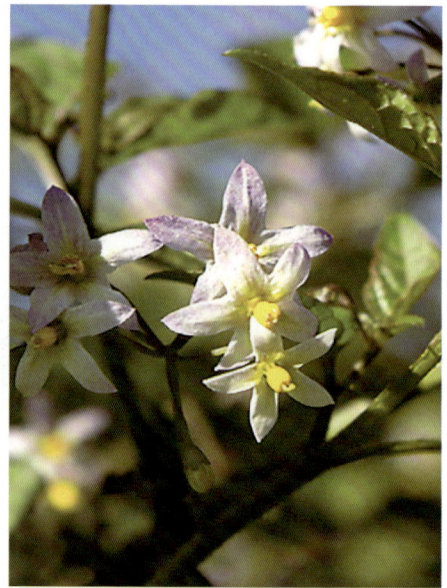

까마중

생약명_ 용규

예로부터 써왔던 약재 중의 하나로, 들이나 길가에서 자란 것 보다 산에서 자란 것의 약성이 더 높다. 전초와 열매에 해열과 이뇨작용을 돕는 히스토닌 성분이 함유되어 있어서 기관지염이나 신장염, 고혈압, 황달, 종기 등에 이용한다. 열매를 가루 내어 먹으면 기침이 멎기도 하지만 설사를 할 수도 있으니 주의한다.

Chapter 1 봄에 피는 약초 • 67

머루

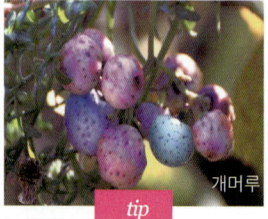
개머루

tip

● 산포도라고 부르는 머루와 개머루는 이름이 비슷하지만 다른 초본이다.

포도과 낙엽 활엽 덩굴나무

Vitis coignetiae

① **분포**_ 전국 각지
② **생지**_ 산골짜기 숲 속
③ **화기**_ 5~6월
④ **수확**_ 8~10월
⑤ **크기**_ 약 10m(길이)
⑥ **이용**_ 열매, 뿌리
⑦ **치료**_ 강장보호, 피로회복 부종, 항암작용

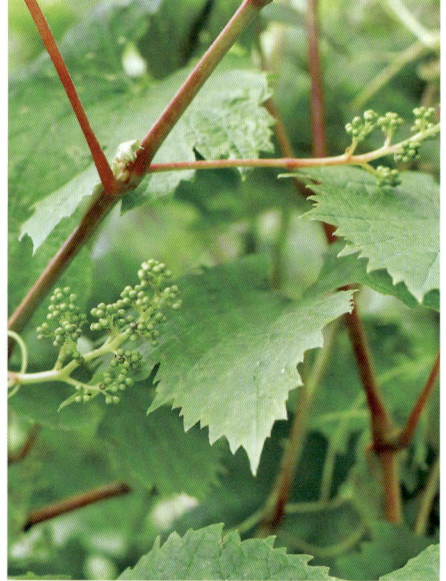

머루

생약명_ 산포도

포도보다 달고 맛이 좋다. 칼슘, 탄수화물, 비타민C 등이 풍부할 뿐 아니라, 심혈관 질환 예방 및 항암작용을 하는 레스베라트롤을 함유하고 있다. 열매 외에 잎과 줄기, 뿌리 역시 약용하는데, 몸이 붓는 부종에 차처럼 달여서 마시면 잘 낫는다. 열매로 만든 술은 피로회복이나 중환자의 회복을 돕는 약주로 높이 평가받는다.

약용방법
- 중불에 진하게 달이거나 술에 담가 복용한다.
- 치유되는 대로 중단한다.

노박덩굴과 낙엽 활엽 관목

Euonymus alatus

① **분포**_ 전국 각지
② **생지**_ 산기슭, 산중턱
③ **화기**_ 5~6월
④ **수확**_ 연중
⑤ **크기**_ 약 3m
⑥ **이용**_ 가지, 줄기, 열매
⑦ **치료**_ 생리불순, 산후통증 각종 암 보조제

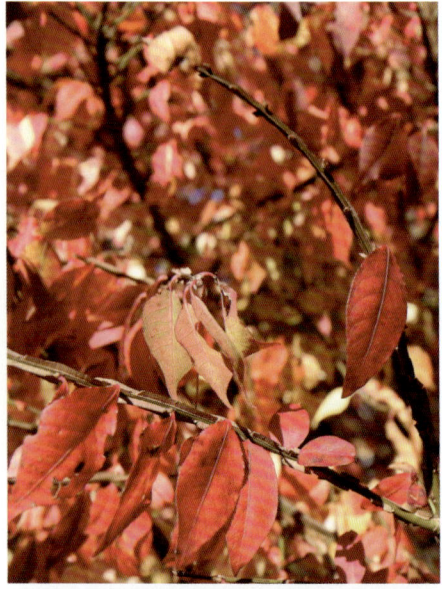

화살나무

생약명_ 귀전우

단풍이 아름다운 낙엽관목이 아니라, 타박상을 치료해 왔던 약용나무다. 가지에 붙어 있는 코르크 모양의 날개를 꺾어 잘 말린 다음 약재로 쓴다. 활혈 및 통경작용으로 생리불순이나 산후 복통 등에 이용한다. 민간에서는 식도암, 위암에도 사용하는데, 실제로 TV에 나와 암이 나았거나 상태가 좋아졌다는 사람들이 종종 있다.

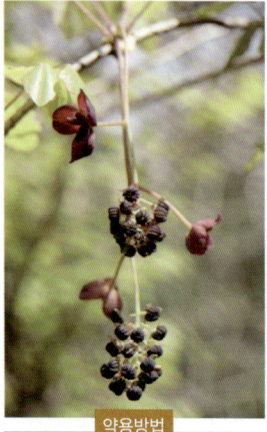

약용방법
- 진하게 달이거나 가루를 내어 복용하며 술에 담가 쓴다.
- 과용하면 임산부의 유산 위험이 높다.

으름덩굴과 낙엽 활엽 덩굴나무

Akebia quinata

① **분포**_ 전국 각지
② **생지**_ 산기슭, 들, 숲 속
③ **화기**_ 4~5월
④ **수확**_ 가을 이듬해 봄
⑤ **크기**_ 약 5m
⑥ **이용**_ 줄기
⑦ **치료**_ 신장염, 방광결석, 부종 월경불순 등

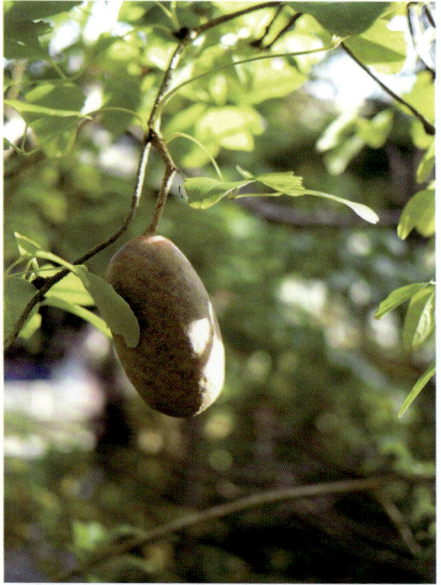

으름덩굴

생약명_ 목통

가을의 대표적인 미각 중 하나. 줄기는 약으로 쓰고 잎은 차로 달여 마신다. 줄기를 목통이라 부르는데, 소변을 잘 나오게 하는 약재로 유명하다. 개오동과 함께 달여 콩팥염이나 신장병으로 인한 부종이나 방광의 결석을 치료할 수 있다. 월경불순, 모유 부족에도 사용한다. 달임액으로는 종기를 씻어내는 방법도 있다.

Chapter 1 봄에 피는 약초 • 73

- 겉껍질을 제거하고 건조한 후에 진하게 달여서 복용한다.
- 치유되는 대로 중단한다.

으름덩굴과 상록 활엽 덩굴나무

Stauntonia hexaphylla

① **분포**_ 남쪽 섬 지방
② **생지**_ 산지의 나무 밑, 숲 속
③ **화기**_ 5월
④ **수확**_ 가을
⑤ **크기**_ 약 5m
⑥ **이용**_ 줄기, 열매, 뿌리
⑦ **치료**_ 각기병, 이뇨제 등

멀꿀

생약명_ 야모과

으름덩굴과 함께 사랑 받아온 열매지만 지금은 시장에서 유통되지 않아 많이 아쉽다. 옛부터 각기병과 뇌졸중 예방약으로 즐겨 썼던 약초로, 장내의 콜레스테롤을 억제하고 혈중 콜레스테롤을 낮추는 효능을 갖고 있다. 줄기, 잎을 건조시켜 음용하면 기생충이 생기지 않는다고 하며, 중국에서는 이뇨제로 이용한다.

약용방법
- 중불에 진하게 달이거나 생즙, 술을 담가서도 쓴다. 열매는 생으로 먹는다.
- 치유되는 대로 중단한다.

백합과 낙엽 활엽 덩굴나무
Smilax china

① **분포_** 전국 각지
② **생지_** 산지의 숲 가장자리
③ **화기_** 5월
④ **수확_** 가을~이듬해 봄
⑤ **크기_** 2~3m
⑥ **이용_** 열매, 뿌리
⑦ **치료_** 강장보호, 위장병, 발열

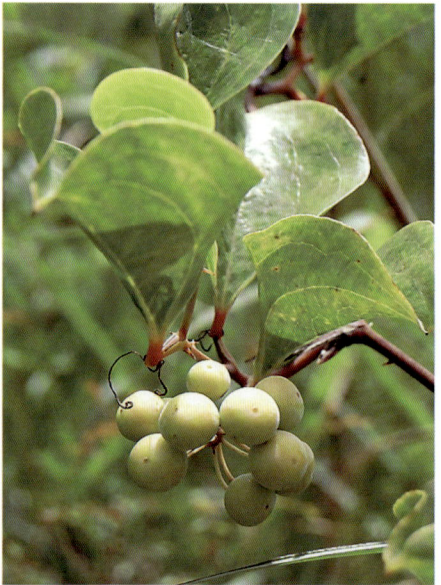

청미래덩굴

생약명_ 토복령(뿌리), 발계엽(잎)

암환자가 산에 들어가 열매를 먹고 완치되어 왔다고 산귀래(山歸來)라고 부른다. 뿌리를 매독 등 성병 치료에 이용하며, 수은중독을 푸는 효능이 대단해서 민간에서는 위암, 식도암, 직장암, 자궁암 등에 이용하기도 한다. 난치병의 주원인이 수은중독인 만큼 학계에서는 항암 치료제로서의 능력을 잔뜩 기대하고 있는 약초다.

약용방법

● 진하게 달이거나 가루를 내어 복용하되, 기준량을 철저히 지켜야 한다. ● 임산부나 허약체질인 사람은 절대 복용해서는 안된다.

대극과 여러해살이풀

Euphorbia sieboldiana Morren

① **분포**_ 전국 각지
② **생지**_ 산지의 숲 속
③ **화기**_ 5~6월
④ **수확**_ 개화기 전
⑤ **크기**_ 30~40cm
⑥ **이용**_ 뿌리
⑦ **치료**_ 복수염, 복막염, 이뇨

개감수

생약명_ 감수

독이 곧 약이다. 개감수도 예외는 아니다. 일반적으로 가정에서 잘 사용하지 않는 유독 식물이지만, 한방에서는 준하축수(峻下逐水) 의약품으로 분류하고 있다. 준하축수란 수분을 강력하게 빠지게 한다라는 뜻으로, 심각한 설사를 일으켜 대량의 수분을 배출시키는 약리 작용으로 복수염이나 종양, 복막염 등을 치료한다.

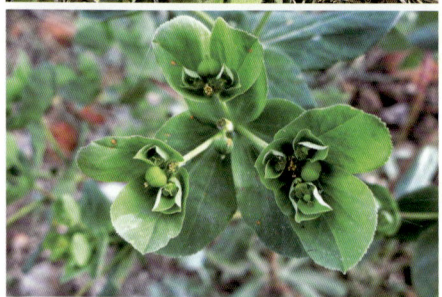

약용방법

- 진하게 달이거나 가루를 내어 쓴다. 외상에는 달임물로 씻는다.
- 독성이 있으므로 주의를 요한다.

대극과 두해살이풀

Euphorbia helioscopia

① **분포_** 경기도 이남
② **생지_** 논둑이나 밭둑, 들 바닷가 모래땅
③ **화기_** 5월
④ **수확_** 개화기
⑤ **크기_** 20~30cm
⑥ **이용_** 온포기
⑦ **치료_** 이뇨, 결핵, 식도암

등대풀

생약명_ 택칠

진액에 닿으면 염증이나 수포 등의 피부염과 결막염이 일어나며, 잘못 먹었다간 목이 부어 구토와 복통에 시달리게 된다. 그러나 죽을 정도까지는 아니다. 개화기에 뿌리를 제외하고 채취한 전초를 약용한다. 소변이 잘 나오게 하고 담을 삭이는 효능이 있다. 최근 이 풀로 결핵이나 식도암 등에 대한 임상연구가 진행 중이다.

tip
- 서양에서도 두통치료제로 이용한다.
- 예전에 은단을 만들 풀이다. 혀끝이 찌릿할 정도로 맵다.

쥐방울덩굴과 여러해살이풀

Asarum sieboldii

① **분포**_ 전국 각지
② **생지**_ 고산의 숲 속
③ **화기**_ 4~5월
④ **수확**_ 5~7월
⑤ **크기**_ 10~15cm
⑥ **이용**_ 온포기
⑦ **치료**_ 관절염, 치통, 편두통 등

족도리풀

생약명_ 세신

주로 뿌리를 이용했으나 요즘엔 전초 모두를 약용한다. 생약명인 세신은 뿌리가 가늘면서 매운 맛을 낸다고 붙은 이름이다. 마취와 해열, 진통 작용 등으로 관절염, 근육통, 감기, 만성 기관지염에 효과가 있다. 약용할 때는 기준량을 넘지 말아야 하며, 신장장애를 일으키는 성분이 있으므로 식용은 삼가해야 한다.

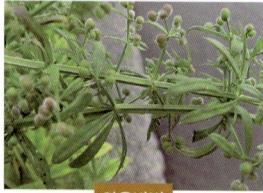

약용방법
- 중불에 진하게 달이거나 생즙을 내어 쓴다. 외상에는 짓이겨 환부에 붙인다.
- 치유되는 대로 중단한다.

꼭두서니과 1년 또는 2년 덩굴풀

Galium spurium

① **분포_** 전국 각지
② **생지_** 길가, 빈터, 들
③ **화기_** 5~6월
④ **수확_** 7~8월
⑤ **크기_** 60~90cm
⑥ **이용_** 온포기
⑦ **치료_** 신장결석, 방광염
　　　　　종양제거, 전립선 등

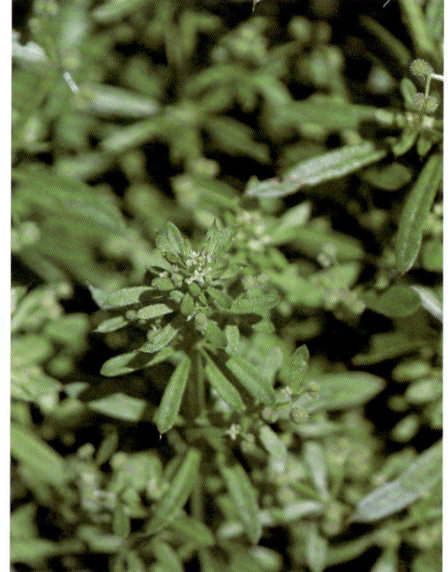

갈퀴덩굴

생약명_ 팔선초

일설에는 환삼덩굴의 옛 이름이라고도 한다. 길가나 빈터 등에서 자라는 흔한 잡초이지만 약효가 대단하다. 강력한 이뇨작용과 소염작용으로 몸속 노폐물을 배출하고 결석을 녹이며 부종을 개선한다. 또, 염증을 완화해서 방광염, 전립선 등 비뇨기 계통의 감염 예방에 효과를 기대할 수 있다.

약용방법

- 중불에 진하게 달여서 복용하고 외상에는 짓이겨 환부에 붙인다.
- 치유되면 바로 중단한다.

콩과 여러해살이 덩굴풀

Vicia amoena

① **분포_** 전국 각지
② **생지_** 들, 산기슭
③ **화기_** 4~5월
④ **수확_** 개화기
⑤ **크기_** 80~180cm
⑥ **이용_** 온포기
⑦ **치료_** 류머티즘, 관절통, 종기

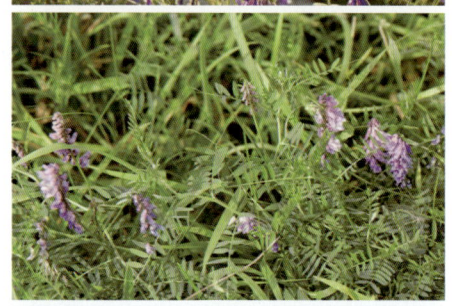

갈퀴나물

생약명_ 산완두

콩과의 특성대로 다른 물체를 감아오르며 자란다. 잡초처럼 보이지만 각종 미네랄이 풍부한 유익한 초본이다. 통증을 멈추는 효능과 혈액을 돌게 하고 열독을 푸는 효능이 있다. 개화기에 따다가 말려둔 전초를 하룻동안 푹 달인 다음 8~20cc 정도씩 복용하면 좋다. 류머티즘, 관절염, 근육마비, 종기 등의 치료에 쓴다.

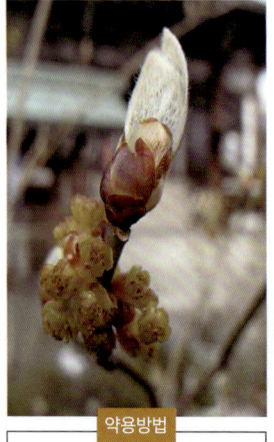

약용방법

- 건조한 어린 가지를 진하게 달여서 복용하며 어린잎은 차로 마신다.
- 치유되면 복용을 중단한다.

녹나무과 낙엽 활엽 관목

Lindera obtusiloba

① **분포_** 전국 각지
② **생지_** 산기슭 양지, 숲 속
③ **화기_** 3월
④ **수확_** 연중
⑤ **크기_** 3~8m
⑥ **이용_** 어린가지, 열매
⑦ **치료_** 관절통, 새치 방지 등

생강나무

생약명_ 황매목

주로 향수나 이쑤시개를 만드는 나무로, 개화는 산수유나무에 비해 다소 느리다. 9월에 검붉게 익는 둥근 장과를 따서 소화불량이나 감기 등의 증상에 달여 쓰며, 어린가지는 뼈를 튼튼하게 하는 효능이 있어 뼈마디가 쑤실 때 약용한다. 가지, 잎, 껍질 모두 입욕제로도 사용하는데, 습진을 치료하는 효과가 있다.

Chapter 1 봄에 피는 약초 • 89

- 차로 달여 마시거나 술을 담가 복용한다.
- 오래 복용할 수록 좋다.

층층나무과 낙엽 활엽 소교목

Cornus officinalis

① **분포_** 중부 이남
② **생지_** 산기슭, 인가 부근
③ **화기_** 5월
④ **수확_** 가을~초겨울
⑤ **크기_** 3~7m
⑥ **이용_** 열매
⑦ **치료_** 강장보호, 피로회복 등

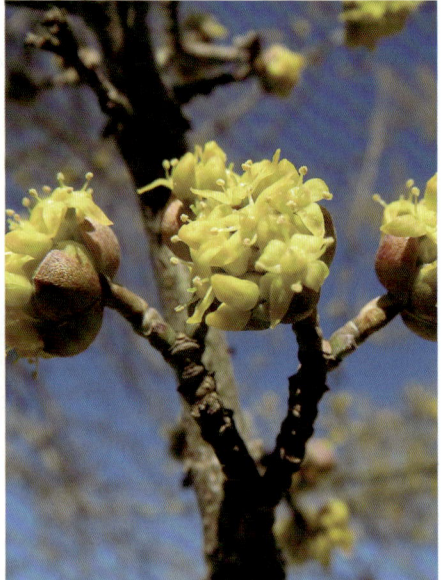

산수유나무

생약명_ 산수유

줄여서 산수유라고도 한다. 처음에 녹색이었다가 가을이 되면 붉게 익는 열매를 산수유라고 부르는데, 씨를 제거하고 잘 말려서 약재로 쓴다. 예부터 자양강장과 피로 회복의 으뜸약으로 널리 이용되고 있으며, 위의 신경을 진정시키는 효능도 있어서 위가 약한 사람의 두통약으로도 적합하다.

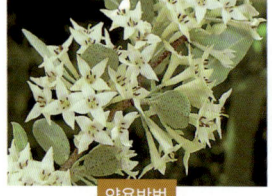

약용방법

- 중불에 진하게 달여서 복용한다.
- 치유되면 복용을 바로 중단한다.

보리수나무과 낙엽 활엽 관목

Elaeagnus umbellatus

① **분포**_ 전국 각지
② **생지**_ 산과 들
③ **화기**_ 5~6월
④ **수확**_ 10월(성숙기)
⑤ **크기**_ 3~4m
⑥ **이용**_ 어린가지, 잎, 열매
⑦ **치료**_ 가래, 천식, 고혈압 등

보리수

생약명_ 우내자

가지에 난 가지에 찔리면 따가우니 조심해야 한다. 4월부터 피는 꽃은 처음에 흰색이었다가 노랗게 변화한다. 보통 2~3m 정도이지만 큰 것은 5m까지 자란다. 보리가 여물 때 같이 익는 열매를 가래, 기침, 천식 등의 호흡기 질환과 고혈압에 약용한다. 어린가지와 잎을 건조해서 차로 마셔도 같은 효과를 얻을 수 있다.

Chapter 1 봄에 피는 약초 • 93

약용방법
- 열매 말린 것을 진하게 달이거나 가루를 내어 복용한다.
- 복용 기간 동안 물을 자주 많이 마시지 않도록 한다.

감나무과 낙엽 활엽 교목
Diospyros lotus

① **분포**_ 경기 이남
② **생지**_ 인가 부근에 식재
③ **화기**_ 5~6월
④ **수확**_ 가을(열매 성숙기)
⑤ **크기**_ 10m 정도
⑥ **이용**_ 열매, 열매꼭지, 잎
⑦ **치료**_ 강장보호, 위장병, 발열

고욤나무
생약명_ 소시

감나무과의 활엽 교목으로 10m 정도까지 자라며, 콩보다 크고 거봉보다 작은 열매를 맺는다. 열매는 완전히 익지 않으면 떫어서 도저히 먹을 수가 없다. 약으로 쓸 때는 포도색으로 잘 익은 열매를 따야 한다. 열매에 다량 함유되어 있는 타닌의 혈압 강하작용으로 혈관의 투과성을 높여 중풍이나 고혈압, 관절염 등을 예방한다.

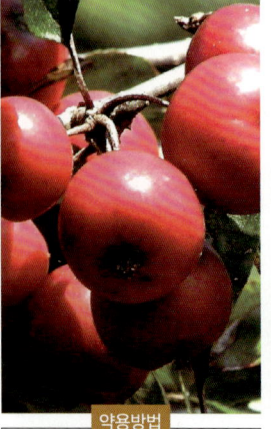

약용방법
- 중불에 진하게 달이거나 술을 담가서 복용한다.
- 가급적 많이 복용하지 않도록 한다.

장미과 낙엽 활엽 소교목

Sorbus commixta

① **분포**_ 강원, 경기 이남
② **생지**_ 산지의 나무 밑, 숲 속
③ **화기**_ 5~6월
④ **수확**_ 여름~가을
⑤ **크기**_ 6~8m
⑥ **이용**_ 열매, 나무껍질
⑦ **치료**_ 기침, 가래, 갈증 해소 등

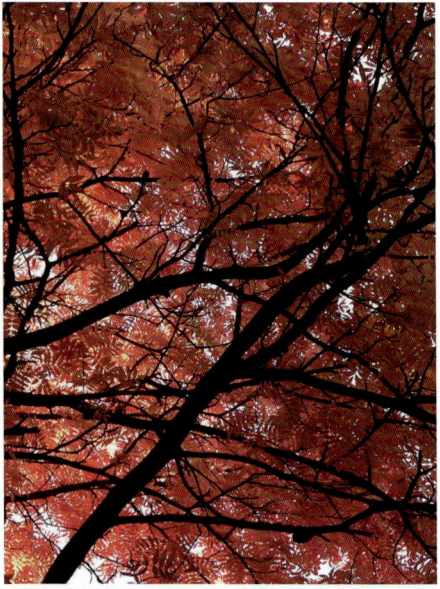

마가목

생약명_ 정공피

아궁이에 일곱 번 넣어 태워도 잘 타지 않기 때문에 양질의 숯을 만들 때 쓴다. 약으로 쓰는 열매는 주로 차로 이용하는데, 빛깔은 물론 향이 은은하면서도 매력적이다. 열매가 익으면 채취하여 볕에 말렸다가 진하게 달여 복용한다. 중풍을 예방하며 기침, 가래를 가라앉히고, 갈증을 없애는 효과가 있다.

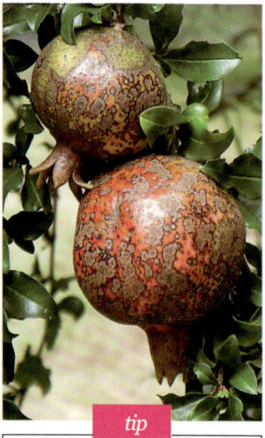

tip

● 석류는 인간에게 필수적인 미네랄, 칼륨, 비타민 B1, B2, C 등이 잔뜩 포함된 슈퍼푸드다.

석류나무과 낙엽 활엽 소교목

Punica granatum

① **분포**_ 남부 지방
② **생지**_ 인가 부근 식재
③ **화기**_ 5~6월
④ **수확**_ 가을
⑤ **크기**_ 10~15cm
⑥ **이용**_ 열매, 껍질, 뿌리, 잎, 꽃
⑦ **치료**_ 갱년기 증상 개선 구내염, 치통 등

석류

생약명_ 석류

'여성을 위한 과일'이다. 오래 전부터 건강과 미용을 위해 먹어왔다. 비타민과 여성 호르몬의 밸런스를 잡아주는 에스트론이 풍부해 폐경 개선은 물론, 갱년기 증상 완화와 노화 방지에 효과가 있다. 민간요법으로 구내염이나 편도선염, 치통 등에 껍질을 달인 물로 양치질을 하면 낫는다고 한다.

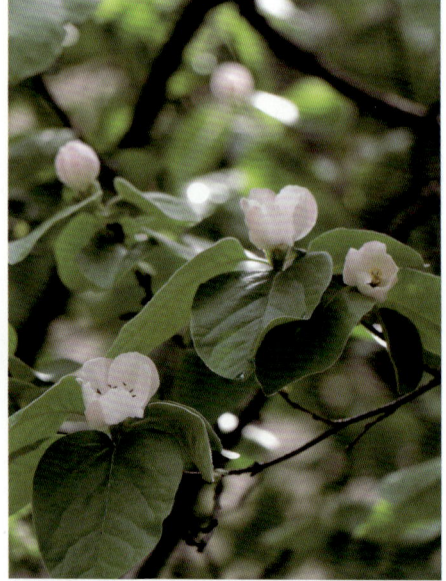

약용방법
- 중불에 진하게 달이거나 가루, 또는 술을 담가서 복용한다.
- 많이 먹어도 해롭지 않다.

장미과 낙엽 활엽 관목

Chaenomeles sinensis

① **분포**_ 중부 이남
② **생지**_ 인가 부근 식재
③ **화기**_ 4~5월
④ **수확**_ 가을
⑤ **크기**_ 6~20m
⑥ **이용**_ 열매
⑦ **치료**_ 기침, 감기, 인후통 등

모과

생약명_ 목과

모과는 익을수록 향기가 강해진다. 새콤한 향기가 풍겨 꽤 맛있을 것 같지만 생식에는 전혀 적합하지 않다. 꿀절임이나 과실주로 이용하면 인후통이나 기침에 놀랄 만큼 잘 듣는다. 열매에는 칼륨도 대량 포함되어 있다. 칼륨은 체내에 쌓여있는 소금기를 배출해 주므로 부종과 고혈압에 효과를 얻을 수 있다.

Chapter 1 봄에 피는 약초 • 101

약용방법

- 중불에 진하게 달여서 복용한다.
- 가급적 많이 복용하지 않도록 한다.

차나무과 상록 활엽 교목

Camellia japonica

① **분포**_ 남해안 섬 지방, 제주도
② **생지**_ 해안가, 마을 부근
③ **화기**_ 4~5월
④ **수확**_ 3월(잎·꽃), 가을(열매)
⑤ **크기**_ 7~10m
⑥ **이용**_ 잎, 꽃, 열매
⑦ **치료**_ 종독, 출혈, 타박상 등

동백나무

생약명_ 산다화

남해의 해안이나 산지에서 자생하는 대표적인 겨울나무로 꽃과 잎, 열매를 모두 약용한다. 지혈, 소종의 효능으로 월경과다, 산후출혈, 종독 같은 증세를 다스린다. 꽃과 잎을 다져 외상에 붙이면 지혈 효과를 볼 수 있다. 꽃은 개화기에, 잎은 언제든 채취하여 신선할 때 사용한다. 붉은 꽃보다는 흰 꽃의 약효가 더 좋다.

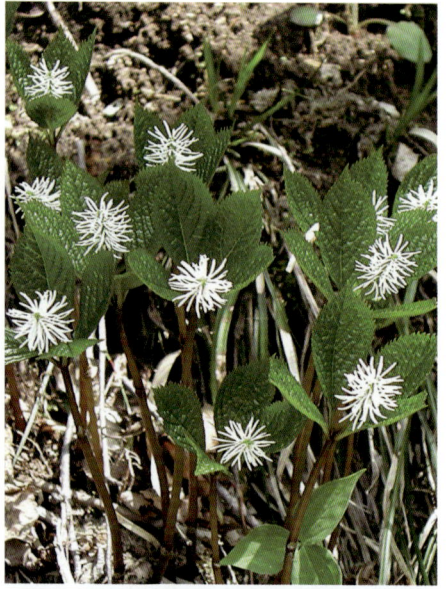

약용방법

- 중불에 진하게 달이거나 술을 담가 복용한다.
- 독성이 있으므로 복용할 때 주의를 요한다.

홀아비꽃대과 여러해살이풀

Chloranthus japonicus

① **분포**_ 전국 각지
② **생지**_ 산골짜기 그늘진 숲 속
③ **화기**_ 4~5월
④ **수확**_ 봄~여름
⑤ **크기**_ 20~30cm
⑥ **이용**_ 온포기
⑦ **치료**_ 중풍, 종기, 월경불순 등

홀아비꽃대

생약명_ 은선초, 은전초

이름과 다르게 고귀한 자태로 꽃을 피운다. 한방에서는 은선초 또는 은전초라고 부르며 약으로 이용한다. 풍을 풀어주는 효능과 해독 능력이 있어서 기관지염을 비롯하여 월경불순 등 내과 질환이나 타박상, 악성종기 등의 외과질환의 치료제로도 쓰인다. 봄부터 여름 사이에 전초를 채취하여 햇볕에 말린 후 달여 복용한다.

약용방법

- 생잎을 으깨어 외상에 붙이거나 달임물을 환부에 자주 바른다.
- 주로 외상 치료에 효험이 있다.

현호색과 두해살이풀

Corydalis incisa

① **분포_** 제주도, 남부 지방
② **생지_** 산기슭의 그늘진 곳
③ **화기_** 4~5월
④ **수확_** 개화기 후
⑤ **크기_** 20~50cm
⑥ **이용_** 온포기, 뿌리
⑦ **치료_** 진통, 타박상

자주괴불주머니

생약명_ 자근초

맹독성 식물이다. 무심코 섭취했다가는 눈물과 침이 증가하고 경련을 일으키다가 심장마비까지 겪을 수 있다. 한복 노리개를 괴불주머니라고 하는데, 자주꽃을 피우기 때문에 자주괴불주머니라고 부른다. 전초에 살균과 해독의 효능이 있어서 상처나 타박상 등을 치료하며, 민간에서는 복통이나 월경불순에 달여서 복용한다.

Chapter 1 봄에 피는 약초

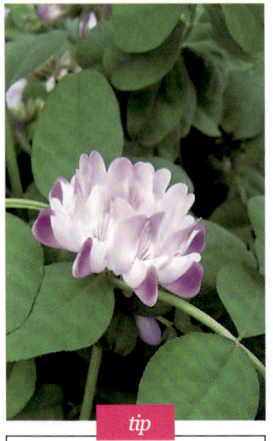

tip

● 텍사스 대학 암센터에 따르면, 자운영의 추출물이 암세포를 죽이고 세포의 면역기능을 복구시킨다고 한다.

콩과 두해살이풀

Astragalus sinicus

① **분포_** 남부 지방
② **생지_** 논, 밭, 풀밭
③ **화기_** 4~5월
④ **수확_** 3~4월(연한 싹)
⑤ **크기_** 10~25cm
⑥ **이용_** 온포기
⑦ **치료_** 각종 출혈, 종기, 악창

자운영

생약명_ 자근초

자운영이 자라는 곳은 벼농사가 잘 되는 땅이라고 한다. 뛰어난 밀원식물이자 한의학에서 가장 널리 사용하는 약초 중 하나로, 중국에서도 오래 전부터 사용해 왔다. 청열, 해독의 효능이 있어 인후염, 종기, 악창, 대상포진, 잇몸출혈, 외상출혈 등에 잘 듣는다. 전초를 말려 차로 이용하거나 뿌리를 가루 내어 복용하면 된다.

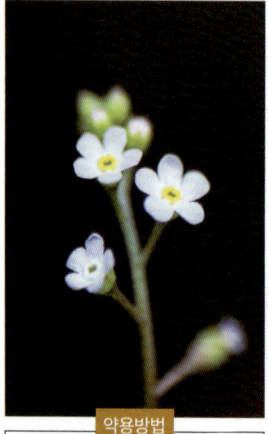

약용방법

- 중불에 진하게 달이거나 생즙을 내어 복용한다.
- 치유되는 대로 중단한다.

콩과 두해살이풀

Trigonotis peduncularis

① **분포**_ 전국 각지
② **생지**_ 들이나 밭둑, 길가
③ **화기**_ 4~7월
④ **수확**_ 여름(개화기)
⑤ **크기**_ 10~20cm
⑥ **이용**_ 온포기
⑦ **치료**_ 각종 출혈, 종기, 악창

꽃마리

생약명_ 부지채

태엽처럼 둘둘 말려있던 꽃들이 퍼지면서 밑에서부터 한송이씩 피기 때문에 붙여진 이름으로 '꽃말이'라고도 한다. 너무 작아서 잘 보이지는 않는다. 꽃이 피었을 때 채취하여 즙을 내어 먹거나 말린 것을 달여서 복용하면 통증을 없애고 붓기를 가라앉힌다. 오줌싸개 아이들에게 마시게 하여 효과를 보기도 한다.

Chapter 1 봄에 피는 약초 • 111

Chapter 2
여름에 피는 약초

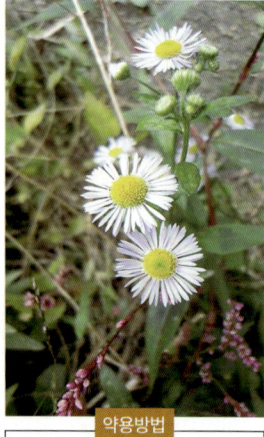

약용방법

- 중불로 진하게 달이거나 생즙을 내어 복용한다.
- 독성은 없지만 치유되면 바로 중단한다.

국화과 두해살이풀
Houttuynia cordata

① **분포**_ 전국 각지
② **생지**_ 밭, 들, 길가, 빈터
③ **화기**_ 6월~8월
④ **수확**_ 개화기(꽃), 수시로(잎)
⑤ **크기**_ 20~50cm
⑥ **이용**_ 꽃, 잎, 뿌리
⑦ **치료**_ 소화 불량, 설사, 부종 당뇨, 이뇨제 등

개망초

생약명_ 일년봉

잎은 꽃이 피면 곧 시들어 말라 버린다. 봄에 나는 꽃과 잎, 뿌리를 약용한다. 개화기에는 꽃을, 잎은 수시로 채취한다. 꽃이 피기 시작하면 쓴맛이 강해지므로 가급적 빨리 채취해야 한다. 해독하고 소화를 돕는 효능이 있어서 부종이나 설사, 소화제로 이용한다. 북미에서는 이뇨제나 치석 제거에 이용한다고 한다.

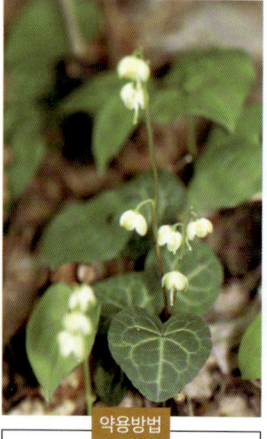

약용방법

● 중불로 진하게 달이거나 술로 담가 복용한다.
● 해롭지는 않으나 치유되는 대로 중단한다.

노루발과 상록 여러해살이풀

Pyrola japonica

① **분포_** 전국 각지
② **생지_** 산지의 숲 속 그늘
③ **화기_** 6~7월
④ **수확_** 개화기
⑤ **크기_** 60~70cm
⑥ **이용_** 온포기
⑦ **치료_** 신경통, 류머티즘 피부염 등

노루발

생약명_ 녹제초

잎모양이 노루 발자국과 비슷해서 붙은 이름이며, 사슴이 뜯어 먹는다고 사슴풀이라고도 한다. 생잎을 짓이겨 상처난 부위나 벌레에 물렸을 때 붙이거나, 개화기 때 채취한 전초를 달여서 약용한다. 신경통, 피부염, 각종 출혈, 잇몸 부종 등 다양한 증상에 활용한다. 분말로 먹으면 피임에도 효과가 있다고 한다.

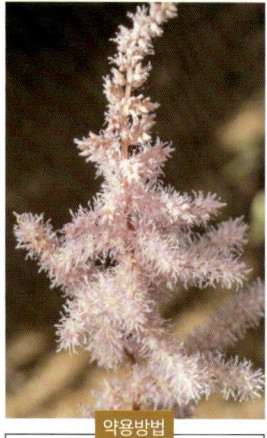

약용방법
- 주로 진하게 달여서 복용한다.
- 독성은 없지만 치유되면 바로 중단한다.

범의귀과 여러해살이풀

Astilbe chinensis

① **분포_** 전국 각지
② **생지_** 산지의 물가나 습지
③ **화기_** 7~8월
④ **수확_** 여름~가을
⑤ **크기_** 30~70cm
⑥ **이용_** 온포기, 뿌리줄기
⑦ **치료_** 해열, 인후염, 편도선염

노루오줌

생약명_ 소승마

오줌 비슷한 냄새는 뿌리에서 나는데, 얼마나 지독한지 한참 손을 닦아도 잘 가시지 않는다. 열을 내리는 약효가 있어서 예부터 풀과 뿌리를 모두 약재로 썼다. 주로 해열, 두통, 타박상 등에 약용한다. 또, 달임물을 땀띠에 바르거나 입안의 종기나 인후염, 편도선염 등에 양치질을 하면 효과를 볼 수 있다.

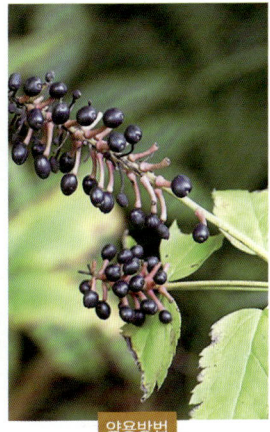

약용방법
- 주로 진하게 달여서 복용한다.
- 독성은 없지만 치유되면 바로 중단한다.

노루삼

생약명_ 장승마

제주도를 제외한 전국의 산속 나무 그늘에서 자란다. 높은 곳에서만 자라고 짧은 기간 동안 피다가 지기에 보기가 매우 어려운 초본이다. 삼의 잎과 유사하게 생긴 잎은 3갈래로 날카롭게 갈라지고 가장자리에 선명한 톱니가 있다. 뿌리줄기를 녹두승마라고 부르며 약용하는데, 심한 기침이나 기관지염에 효과가 있다.

미나리아재비과 여러해살이풀

Actaea asiatica

① **분포**_ 전국 각지(제주도 제외)
② **생지**_ 산지의 응달
③ **화기**_ 5월
④ **수확**_ 가을
⑤ **크기**_ 60~70cm
⑥ **이용**_ 뿌리줄기
⑦ **치료**_ 기침, 백일해, 기관지염

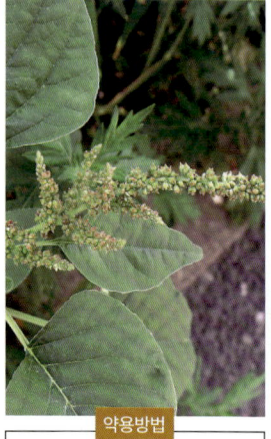

약용방법
- 중불로 진하게 달이거나 생즙 그대로 복용한다.
- 해롭지는 않지만 치유되면 복용을 중단한다.

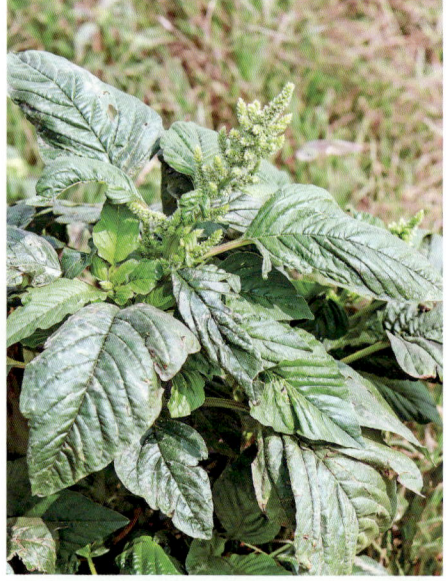

비름과 한해살이풀

Amaranthus mangostanus

비름

생약명_ 야현

① **분포**_ 전국 각지
② **생지**_ 길가, 빈터, 텃밭
③ **화기**_ 7~9월
④ **수확**_ 개화기
⑤ **크기**_ 1m 정도
⑥ **이용**_ 온포기, 꽃
⑦ **치료**_ 생리불순, 배앓이 등

잡초 같지만 세계 각지에서 약초로 인정 받는 소중한 풀이다. 예부터 생리불순과 배앓이에 효능이 있다고 즐겨 먹었다. 단백질 함량이 백미의 2배, 칼슘은 시금치보다 4배나 더 많다. 맛도 시금치와 비슷하다. 이뇨 작용 외에 β 카로틴의 항산화 작용으로 면역력이 강화되고, 안티에이징 효과가 있다고 알려져 있다.

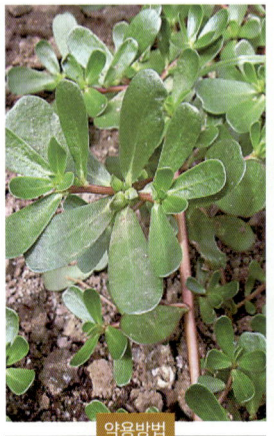

약용방법
- 중불로 진하게 달이거나 생즙 그대로 복용한다.
- 고혈압, 당뇨병 등에는 6개월 이상 복용하면 효과가 있다.

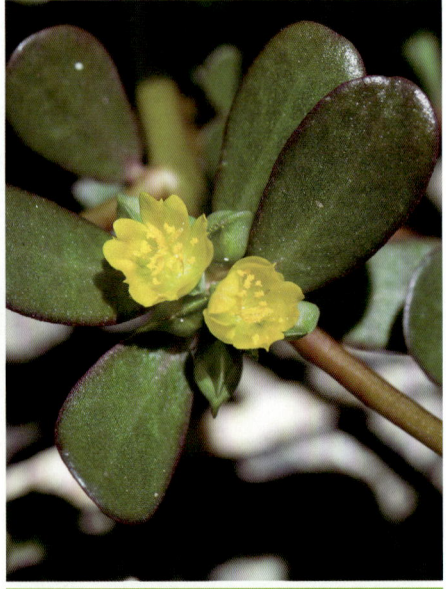

쇠비름과 한해살이풀
Portulaca oleracea

① **분포**_ 전국 각지
② **생지**_ 길가, 밭, 빈터
③ **화기**_ 6월
④ **수확**_ 5~8월
⑤ **크기**_ 10~30cm
⑥ **이용**_ 온포기
⑦ **치료**_ 동맥경화, 심근경색, 고혈압 등

쇠비름

생약명_ 마치현

주변의 빈터나 길가에서 땅을 덮도록 자란다. 천연 항생제로 불릴 만큼 항균 효능이 높은 식물이며, 무엇보다도 오메가3을 풍부하게 함유하고 있다는 것이 강점이다. 피를 깨끗하게 만드는 오메가3은 중성지방과 체내의 콜레스테롤을 낮추고, 혈액순환을 원활하게 해 동맥경화나 심근경색, 고혈압 등에 도움이 된다.

Chapter 2 여름에 피는 약초 • 123

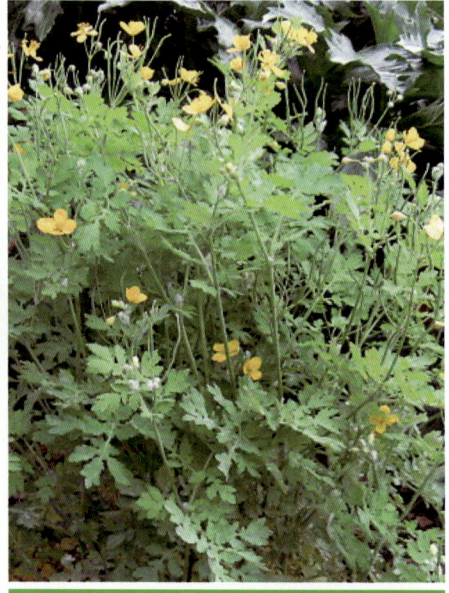

약용방법

● 중불로 진하게 달이거나 술로 담가 복용한다.
● 독성이 있으므로 복용할 때 주의해야 한다.

양귀비과 두해살이풀

Chelidonium majus

① **분포**_ 전국 각지
② **생지**_ 인가 부근의 길가, 풀밭
③ **화기**_ 6월
④ **수확**_ 6~8월
⑤ **크기**_ 30~80cm
⑥ **이용**_ 온포기
⑦ **치료**_ 복통, 황달, 백일해 등

애기똥풀

생약명_ 백굴채

줄기를 자르면 아기들이 누는 똥 같은 즙이 나온다. 이 즙에 알칼로이드가 들어 있다. 잘못 먹었다가는 구토, 구역질은 물론, 혼수상태에 빠질 수도 있는 맹독이다. 그러나 독은 곧 약이라 한방에서 약으로 이용한다. 진경, 진통 등의 약리작용으로 주로 복통이나 황달, 피부염 등에 쓴다. 중국에서는 백일해에도 처방한다.

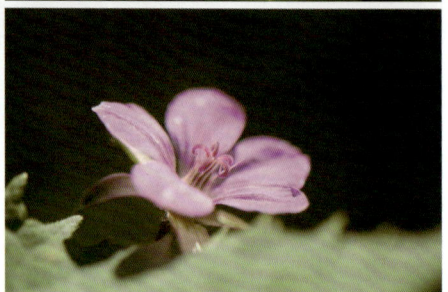

tip
- 흰꽃의 약효가 가장 높다.
- 잘 말린 전초를 목욕물로 사용하면 몸을 따뜻하게 해 생리불순에 대단히 효과적이다.

쥐손이풀과 여러해살이풀
Geranium nepalense

① **분포**_ 전국 각지
② **생지**_ 산과 들
③ **화기**_ 6~8월
④ **수확**_ 늦봄 ~여름
⑤ **크기**_ 40~50cm
⑥ **이용**_ 온포기
⑦ **치료**_ 이질, 설사, 변비 등

이질풀
생약명_ 현초

설사의 묘약으로 이름 높은 약초다. 잎, 꽃, 줄기를 모두 약용하는데 개화기에 채취한 것의 약성이 가장 진하다. 설사는 물론, 숙변을 해소해 변비에 도움이 되지만, 많이 먹으면 오히려 설사에 시달릴 수 있다. 종기나 뾰루지에 외용하기도 한다. 건조한 전초 10g을 물에 넣고 진하게 달여 수시로 음용하거나 차로 마셔도 된다.

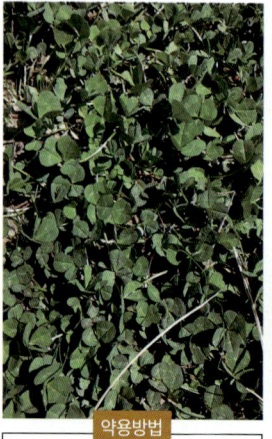

약용방법
- 중불로 진하게 달여서 복용한다.
- 독성은 없지만 치유되면 바로 중단한다.

콩과 여러해살이풀

Trifolium repens L.

① **분포_** 전국 각지
② **생지_** 밭이나 길가의 양지
③ **화기_** 6~7월
④ **수확_** 봄 ~ 늦가을(새싹)
　　　　늦봄 ~ 한여름(꽃)
⑤ **크기_** 20~30cm
⑥ **이용_** 새잎, 꽃봉오리
⑦ **치료_** 기침, 가래, 통풍 등

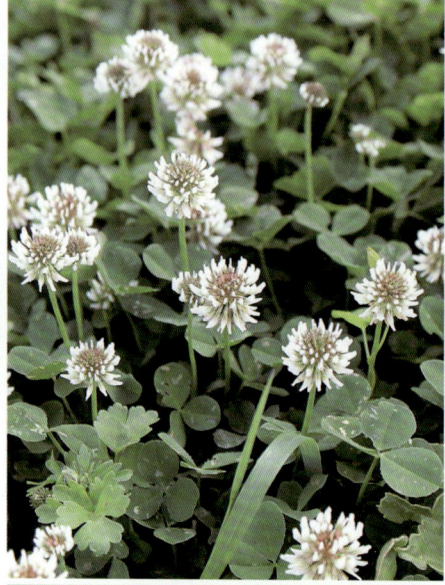

토끼풀

생약명_ 삼소초

특이하게도 잎자루 위에 꽃을 피운다. 콩과의 여러해살이풀로 생잎을 먹기도 하지만, 구내염이나 식욕부진을 야기시키기도 하기에 가급적 삼가하는 편이 좋다. 약용 부위는 새로 나는 잎과 꽃봉오리며, 그늘에서 잘 건조시킨 다음 약으로 쓴다. 거담, 진정, 지혈작용으로 감기와 그에 따른 통풍, 출혈 등의 증상에 사용한다.

Chapter 2 여름에 피는 약초 • 129

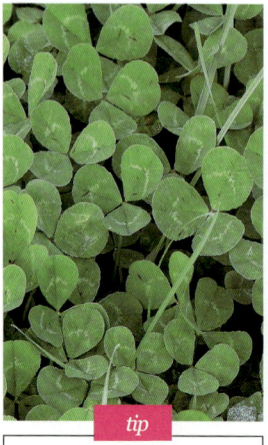

> **tip**
> ● 요즘엔 행복의 상징인 네잎 클로버를 찾아 뛰노는 아이들의 모습을 볼 수 없어 매우 아쉽다.

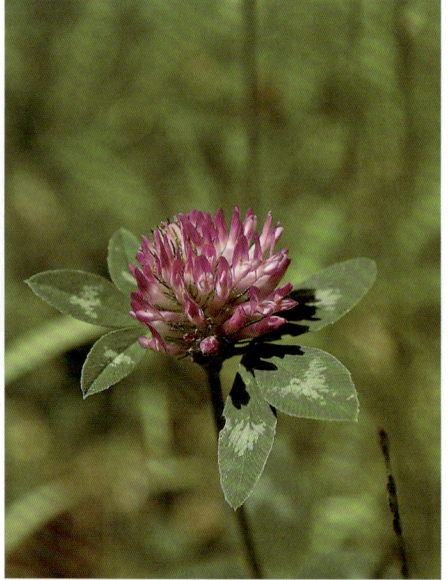

콩과 여러해살이풀
Trifolium pratense

① **분포**_ 전국 각지
② **생지**_ 풀밭, 또는 재배
③ **화기**_ 6~7월
④ **수확**_ 개화기 전
⑤ **크기**_ 30~60cm
⑥ **이용**_ 온포기
⑦ **치료**_ 기침, 가래, 백일해 등

붉은토끼풀

생약명_ 금화채

토끼풀 보다 꽃도 잎도 더 크다. 차이점이라면 토끼풀과 달리 꽃 아래 잎이 있다는 점이다. 토끼풀과 마찬가지로 식,약용이 가능한 초본이다. 약효도 토끼풀과 거의 비슷하다. 거담, 진정, 지혈작용이 있어 호흡기 질환 또는 아토피 같은 피부염에 약용한다. 민간에서는 말라리아나 백일해 등의 치료에도 이용한다고 한다.

tip
- 열매 즙을 동상이나 살갗이 틀 때 바르면 곧 잘 낫는다.
- 냄새의 강도는 계절에 따라 변하며 가을이 되면 거의 나지 않는다.

꼭두서니과 덩굴성 여러해살이풀

Paederia scandens

① **분포**_ 중부 이남
② **생지**_ 산기슭의 양지, 강둑
③ **화기**_ 7~9월
④ **수확**_ 가을
⑤ **크기**_ 5~7m(길이)
⑥ **이용**_ 뿌리, 줄기, 열매
⑦ **치료**_ 피부병, 위경련, 위암

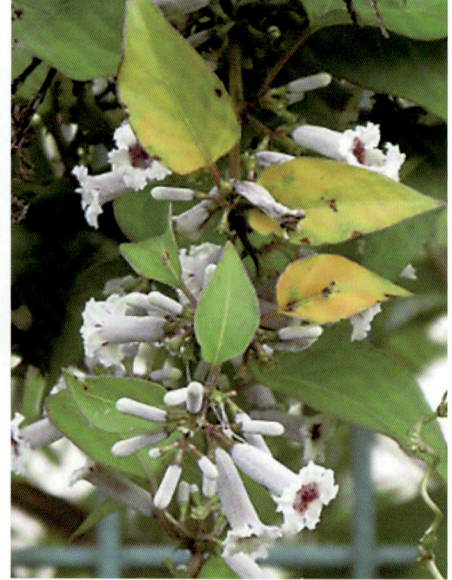

계요등

생약명_ 계요등, 계시등

줄기나 잎을 비비면 닭 비린내 같은 냄새가 난다. 산기슭의 양지바른 곳이나 물가의 풀밭에서 자라는 덩굴성 식물로, 독을 풀고 염증으로 인한 고통을 삭히는 효과가 탁월하다. 뿌리나 줄기를 달여서 약용하며, 위경련이나 위암으로 인한 통증에 주로 쓴다. 중국에서는 설사, 복통, 관절통, 종기에 이용한다.

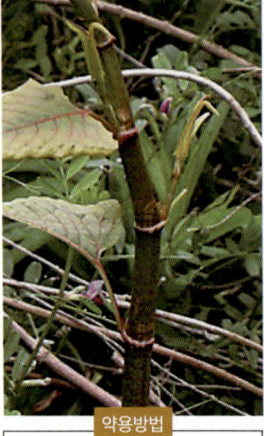

약용방법
● 진하게 달이거나 술을 담가서 쓴다. 외상에는 달임물로 씻는다.
● 독성은 없으나 치유되면 바로 중단한다.

마디풀과 여러해살이풀

Reynoutria elliptica

① **분포**_ 전국 각지
② **생지**_ 냇가와 산기슭의 양지
③ **화기**_ 6~8월
④ **수확**_ 가을~이듬해 봄
⑤ **크기**_ 1~2m
⑥ **이용**_ 잎, 뿌리줄기
⑦ **치료**_ 지혈, 통증 완화
　　　　 관절염, 요로결석

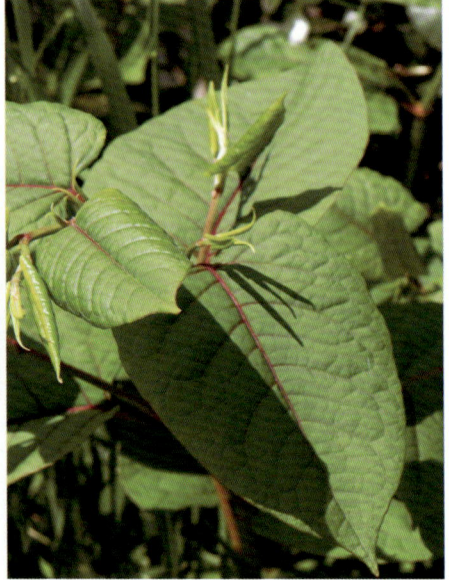

호장근_감제풀

생약명_ 호장근

예로부터 크고 작은 통증과 질환을 치료해 오던 초본이다. 지상부가 시들 무렵 채취한 잎과 뿌리줄기를 약용하며, 지혈과 통증을 완화하는 효과가 있어서 방광염과 방광결석 등으로 인한 통증을 제거한다. 무엇보다 관절염과 류머티즘 증상에 대단한 효과를 발휘한다. 또, 잎을 따서 찰과상에 비비면 흐르는 피가 바로 멈춘다.

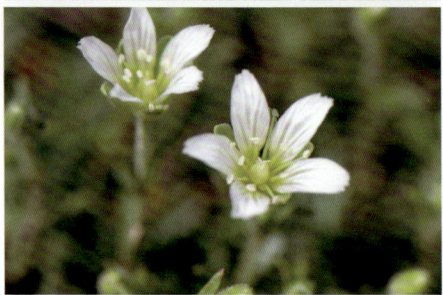

약용방법

- 중불로 진하게 달이거나 분말로 복용한다.
- 치유되는 대로 중단한다.

석죽과 두해살이풀

Sagina japonica (Sw.) Ohwi

① **분포**_ 전국 각지
② **생지**_ 밭이나 길가의 양지
③ **화기**_ 6월
④ **수확**_ 여름~가을
⑤ **크기**_ 5~20cm
⑥ **이용**_ 온포기
⑦ **치료**_ 피부병, 옻독, 종기

개미자리

생약명_ 칠고초

다 자라야 20cm 정도로 작다. 흔하디 흔한 잡초지만 어린순을 나물로 먹고 전초를 칠고초라 부르며 약용한다. 약으로 쓸 때는 햇볕에 말려 사용하거나 신선한 것을 그대로 사용한다. 이뇨와 독을 풀어주는 효능이 있어 종기나 부스럼, 옻독이 올라 생긴 피부의 염증을 치료한다. 생잎을 짓찧어 환부에 붙이면 효과가 좋다.

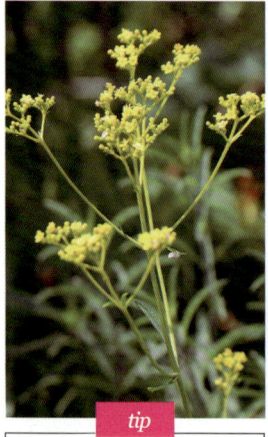

tip
● 꽃은 꽃꽂이나 포푸리로 즐길 수 있지만 악취가 심하기 때문에 주의해야 한다.

마타리과 여러해살이풀

Patrinia scabiosaefolia

① **분포_** 전국 각지
② **생지_** 산과 들
③ **화기_** 6~8월
④ **수확_** 꽃(개화기), 뿌리(가을)
⑤ **크기_** 80~150cm
⑥ **이용_** 꽃, 뿌리
⑦ **치료_** 산후질병, 눈병, 자궁염

마타리

생약명_ 패장

푸른 하늘을 배경 삼아 우아한 자태를 뽐내는 식물이다. 한방에서 꽃과 조선간장 비슷한 냄새가 나는 뿌리를 약으로 쓴다. 염증과 통증을 치유하는 효능이 있어서 산후복통이나 냉, 대하증에 아주 유용한 약초다. 잘 말린 뿌리 10g 정도를 뭉근하게 달여 복용하면 좋다. 또한 달임물로 눈을 씻으면 피로한 눈을 보호할 수 있다.

Chapter 2 여름에 피는 약초

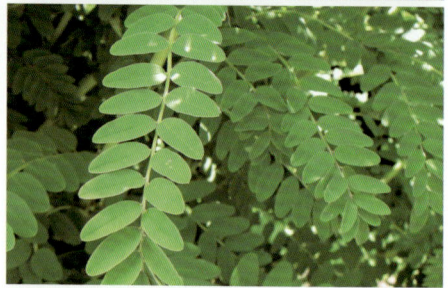

약용방법

● 탕으로는 이용하지 않고 주로 분말을 내어 복용한다.
● 임산부나 간장, 비장, 신장이 약한 사람은 복용을 금한다.

콩과 여러해살이풀

Sophora flavescens

① **분포_** 전국 각지
② **생지_** 산과 들의 햇볕이 잘 드는 풀밭
③ **화기_** 6~8월
④ **수확_** 겨울~이듬해 봄
⑤ **크기_** 80~100cm
⑥ **이용_** 뿌리
⑦ **치료_** 소화기, 심혈관 계통

고삼_ 도둑놈의 지팡이

생약명_ 고삼 · 잠경 · 지괴

인삼과 비슷하게 생긴 뿌리에서 현기증이 날 정도의 쓴맛이 난다고 고삼(苦蔘)이라고 부른다. 뿌리에 있는 마트린 성분이 항암성을 지니고 있어 심혈관 계통의 치료에 효과가 있다. 내장을 보하고 식욕을 촉진시키는 효과로 중국에서는 위암 환자들을 치료하기도 한다. 쓴맛이 강한 것이 우량품이다.

tip
- 목질부에서 향기가 난다고 목향이라고 부르며, 꿀향이 난다고 밀향이라고도 한다.
- 약용을 목적으로 재배한다.

국화과 여러해살이풀
nula helenium L.

① **분포**_ 전국 각지
② **생지**_ 재배
③ **화기**_ 6~8월
④ **수확**_ 9~10월(뿌리)
⑤ **크기**_ 1~2m
⑥ **이용**_ 뿌리
⑦ **치료**_ 소화 불량, 급체, 입덧

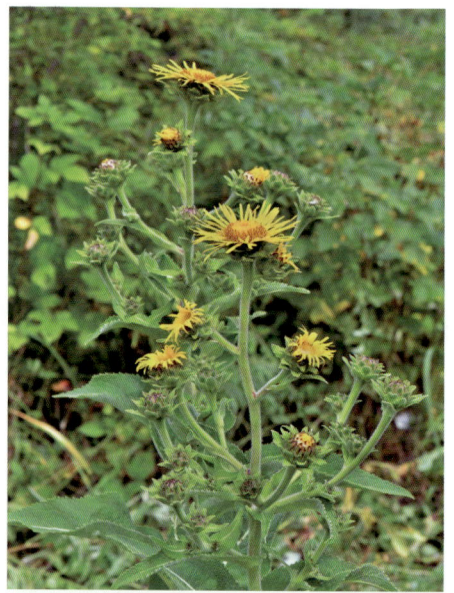

목향
생약명_ 토목향

네팔의 사찰에서 사용하는 양초는 목향으로 만들어져 독특한 냄새를 더욱 발산한다고 한다. 맵고 쓴 뿌리를 약용하는데, 뿌리를 찌면 나오는 이누린 성분이 급체로 인한 심한 구토나 임산부의 입덧, 장염으로 비롯된 설사 등을 치료한다. 뿌리를 가루 내어 먹거나, 물에 넣고 반이 될 때 까지 푹 달여음 하루 3회 정도 음용한다.

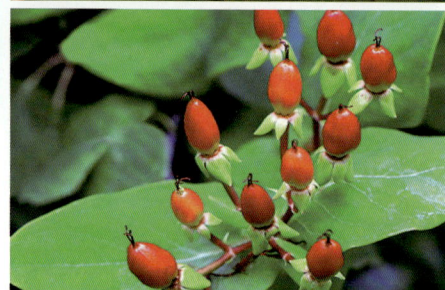

약용방법

● 진하게 달이거나 외상에는 달임물로 씻거나 짓찧어 붙인다.
● 복용 중 육식은 금물이며, 치유되는 대로 중단한다.

물레나물과 여러해살이풀

Hypericum erectum

① **분포**_ 전국 각지
② **생지**_ 들의 약간 습한 곳
③ **화기**_ 7~8월
④ **수확**_ 개화기 전
⑤ **크기**_ 30~60cm
⑥ **이용**_ 온포기
⑦ **치료**_ 생리불순, 편도선염
　　　　　 류머티즘, 중풍 등

고추나물

생약명_ 소연요

이름에 고추가 들어가지만 고추처럼 맵지는 않다. 전초에 들어있는 타닌 성분이 적혈구와 백혈구를 증가시키는 작용을 해서 생리불순이나 편도선염 등에 주로 이용한다. 술에 담가 류머티즘이나 신경통, 중풍 등에도 약용할 수도 있다. 중국과 유럽에서는 우울증을 치료하는 약초로 이용된다고 한다.

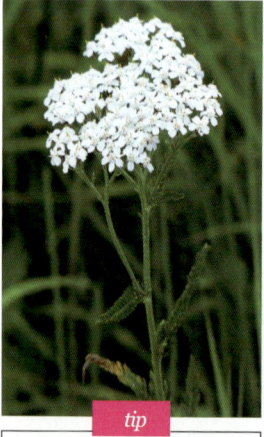

> **tip**
> ● 톱풀이란 이름은 톱니처럼 생긴 독특한 잎의 모양에서 딴 것이다. 분홍색, 빨간색, 노란색 등 다양한 색깔로 꽃이 핀다.

국화과 여러해살이풀

Achillea sibirica

① **분포_** 전국 각지
② **생지_** 산과 들, 길가, 풀밭
③ **화기_** 7~8월
④ **수확_** 6월(온포기), 9월(뿌리)
⑤ **크기_** 50~110cm
⑥ **이용_** 온포기, 뿌리
⑦ **치료_** 식욕부진, 소화불량 생리통 등

톱풀

생약명_ 일지호

옛부터 다양하게 약용해 온 풀이다. 피부의 염증을 소독하고 오래된 세포를 제거하는 능력이 있다. 주성분인 알칼로이드가 강한 살균작용과 지혈작용으로 생리불순을 개선하고 생리통에 의한 골반 주변의 경련과 우울증을 완화한다. 차로 우려내어 늘 마시면 소화 불량이나 식욕부진, 복통 등에도 효과를 볼 수 있다.

Chapter 2 여름에 피는 약초 • 147

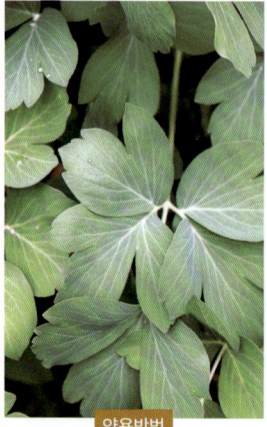

약용방법
- 중불로 진하게 달여서 복용한다.
- 약간의 독이 있어 주의를 요한다.

미나리과 여러해살이풀

Ledebouriella seseloides

① **분포**_ 제주, 중부·북부 지방
② **생지**_ 모래흙으로 된 풀밭
③ **화기**_ 7~8월
④ **수확**_ 10월~이듬해 4월
⑤ **크기**_ 약 1m 정도
⑥ **이용**_ 뿌리줄기
⑦ **치료**_ 중풍, 열증, 관절통 등

방풍

생약명_ 방풍

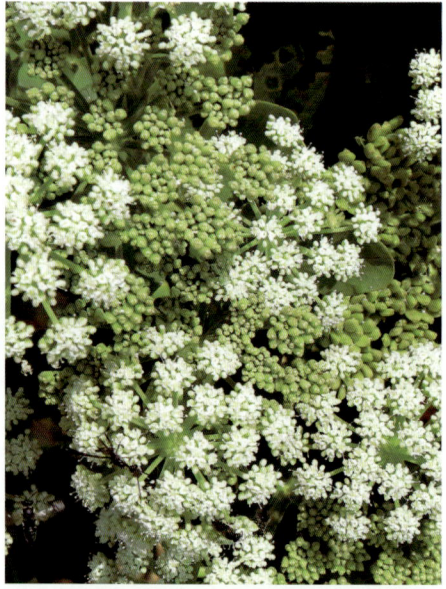

풍을 예방한다고 방풍이다. 최근엔 목감기에 좋다는 소문으로 호흡기 질환이 있는 사람들로부터 애용되고 있다. 잎은 나물로 식용하고 2년생 뿌리를 방풍이라 하여 약용한다. 뿌리에서 나온 에탄올 추출물이 항염진통제로 중추 억제작용이 인정되어 감기나 두통, 관절통, 근육통, 설사 등에 사용한다.

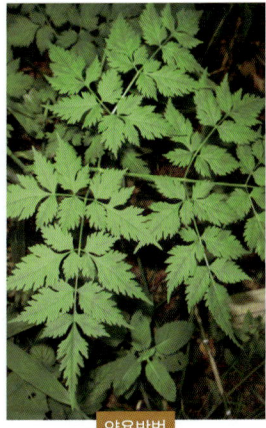

궁궁이 _천궁

생약명_ 궁궁

미나리과 중에서도 중소형에 속하지만 가끔 사람 키만 하게 자라는 것도 있다. 한방에서는 주로 부인병, 즉 산후출혈, 월경과다, 빈혈 등에 약용한다. 피를 보충하고 혈액 순환을 좋게하는 꼭 필요한 생약이다. 하지만 약효는 당귀 만큼 강하지는 않다. 민간에서는 꽃과 잎을 건조시켜 치통과 진통에 사용하기도 한다.

약용방법

- 중불로 진하게 달이거나 술을 담가 복용한다.
- 독성은 없지만 치유되면 바로 중단한다.

미나리과 여러해살이풀

Trifolium repens L.

① **분포**_ 전국 각지
② **생지**_ 산골짜기의 냇가
③ **화기**_ 8~9월
④ **수확**_ 가을 ~초겨울
⑤ **크기**_ 약 100cm 정도
⑥ **이용**_ 뿌리줄기
⑦ **치료**_ 치통, 부인과 관련 질병

tip
● 잘 말린 전초를 무명자루에 넣어 목욕제로 이용하면 어깨 결림 같은 뭉친 근육을 푸는데 매우 효과적이다.

미나리과 여러해살이풀

Glehnia littoralis

① **분포**_ 전국 각지
② **생지**_ 바닷가 모래땅
③ **화기**_ 6~7월
④ **수확**_ 9~10월
⑤ **크기**_ 약 20cm 정도
⑥ **이용**_ 온포기, 뿌리
⑦ **치료**_ 중풍, 기관지염, 목욕제

갯방풍

생약명_ 해방풍

방풍, 갯방풍 모두 미나리과에 속하며, 미나리과 초본은 대부분 해롭지 않다. 꽃이 지고 난 후 채취한 전초와 뿌리를 주로 통증을 가라앉히는 진통제로 약용한다. 방풍과 약성이 비슷하기 때문에 뿌리를 방풍 대신 사용하기도 한다. 중국 의학에서는 기관지염과 폐결핵에 이용하기도 한다.

Chapter 2 여름에 피는 약초 • 151

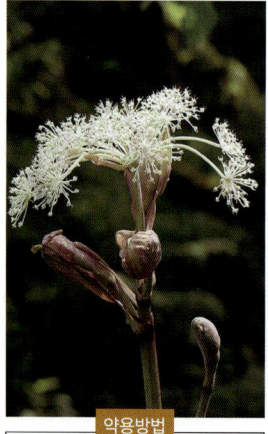

약용방법
- 중불로 진하게 달여서 복용한다.
- 치유되는 대로 중단한다.

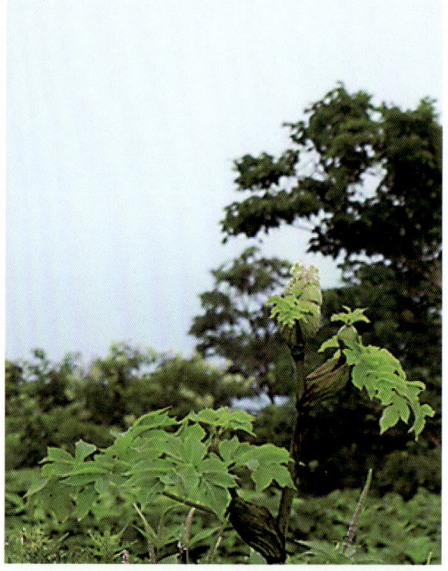

어수리

생약명_ 백지

미나리과 여러해살이풀

Heracleum moellendorffii

① **분포**_ 전국 각지(제주도 제외)
② **생지**_ 산의 초원과 수풀 속
③ **화기**_ 7~8월
④ **수확**_ 가을~이듬해 봄
⑤ **크기**_ 70~150cm
⑥ **이용**_ 뿌리
⑦ **치료**_ 위장병, 피부병, 진통제

어수리는 미나리과 중에서 가장 큰 꽃을 피우는 초본이다. 흰색의 작은 꽃이 줄기 끝에 모여 우산처럼 활짝 핀다. 영명이 헤라클레스의 만병통치약인데, 그만큼 약성이 아주 세다. 약용할 때는 발한, 해열작용을 하는 뿌리를 건조시켜 달여 마신다. 위장병, 피부병은 물론, 해열제, 진정제, 진통제 등으로 쓴다.

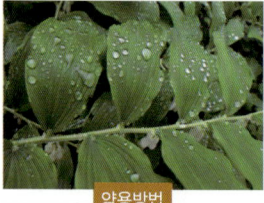

약용방법

- 중불로 진하게 달이거나 증기로 찐 다음 말려서 분말로 복용한다. 술로 담아 복용해도 좋다.
- 많이 먹을수록 몸에 이롭다.

백합과 여러해살이풀

Polygonatum odoratum

① **분포_** 전국 각지
② **생지_** 산과 들의 양지바른 곳
③ **화기_** 6~7월
④ **수확_** 가을~이듬해 봄
⑤ **크기_** 30~60cm
⑥ **이용_** 땅속줄기
⑦ **치료_** 탈수, 기침, 기력회복

둥굴레

생약명_ 옥죽

회춘의 영약이다. 인삼과 같은 사포닌 성분이 쇠약해진 몸의 회복을 돕는다. 한방에서는 열병에 의한 탈수, 기침, 갈증, 빈뇨 등에 두루두루 약용한다. 진하게 달여 먹거나 보리차처럼 끓여 수시로 음용하는 것이 올바른 약용법이다. 잎과 줄기를 잘 갈아 식초와 섞은 후 타박상이나 찰과상 등에 외용하는 민간요법도 있다.

tip

● 장기 복용하면 뇌의 기능이 활성화 되어 노화를 예방할 수 있지만, 월경촉진과 낙태작용이 있으므로 임신 또는 수유중일 경우에는 섭취를 피하는 것이 좋다.

가지과 낙엽 활엽 관목

Lycium chinense

구기자

생약명_ 구기자

① **분포_** 전국 각지
② **생지_** 마을 부근에 재배
③ **화기_** 6~9월
④ **수확_** 여름~가을
⑤ **크기_** 4m 정도
⑥ **이용_** 잎, 줄기, 열매, 뿌리
⑦ **치료_** 성기능 장애, 동맥경화

수명을 연장하고 노화를 방지하는 효능이 있어 양귀비도 빠짐없이 먹었다는 초본이다. 하루에 열 개 씩만 먹으면 늙지 않는다고 한다. 한방에서는 정력을 보하는 생약으로 분류하여 열매와 잎을 모두 약용한다. 열매는 달여서 다양한 눈의 증상을 완화하는 데 쓰고 잎은 성기능 장애, 동맥경화, 이뇨, 고혈압 등에 사용한다.

약용방법

● 중불로 진하게 달이거나 분말로 복용한다. 술로 담아 복용해도 좋다.
● 많이 먹을수록 몸에 이롭다.

목련과 낙엽 활엽 덩굴나무

Schisandra chinensis

① **분포**_ 전국 각지
② **생지**_ 산기슭의 비탈
③ **화기**_ 6~7월
④ **수확**_ 가을~초겨울
⑤ **크기**_ 6~8m
⑥ **이용**_ 열매
⑦ **치료**_ 천식, 비염, 기관지염

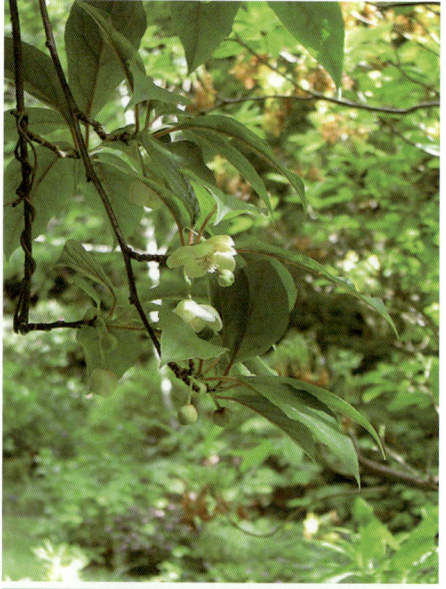

오미자

생약명_ 오미자

빨갛게 익는 열매가 다섯 가지 맛을 낸다고 '오미(五味)'라는 이름이 붙었다. 가을에 익는 열매를 약으로 쓴다. 간 기능을 개선하는 성분인 고미신A, 단백질, 칼슘 등이 풍부해 폐를 보호하고, 기침과 천식, 비염, 만성기관지염 등 호흡기 질환에 좋다. 최근에는 고미신A 성분을 급성간염의 치료제로 연구하고 있다.

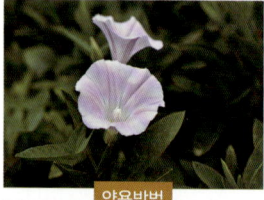

약용방법
- 중불로 진하게 달이거나 생즙으로 복용한다.
- 많이 먹을수록 몸에 이롭다.

메꽃과 여러해살이 덩굴풀

Calystegia japonica

① **분포_** 전국 각지
② **생지_** 들, 야산
③ **화기_** 6~8월
④ **수확_** 개화기
⑤ **크기_** 120cm 정도(길이)
⑥ **이용_** 꽃, 땅속줄기
⑦ **치료_** 혈압강하, 소화불량 등

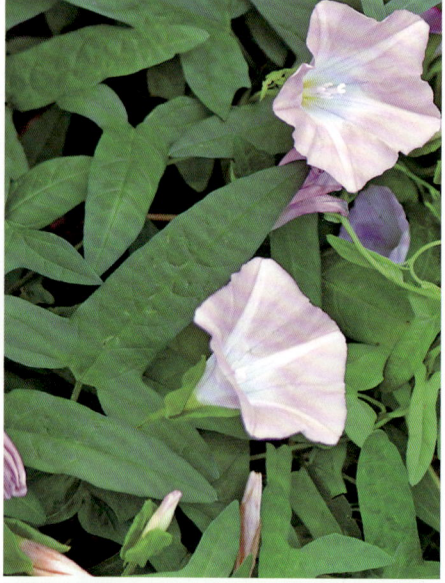

메꽃

생약명_ 속근근, 선화

생약명은 속근근 또는 선화이다. 뿌리와 지상부를 모두 약으로 사용하며, 메꽃, 큰메꽃, 애기메꽃의 효능은 모두 같다. 혈압과 혈당을 내리고 소화불량에 사용된다. 한방에서는 이뇨제로도 쓴다. 꽃은 생으로 샐러드를 만들거나 끓는 물에 삶아 나물로 먹을 수 있다. 메꽃과 비슷한 식물로 바닷가에서 자라는 갯메꽃이 있다.

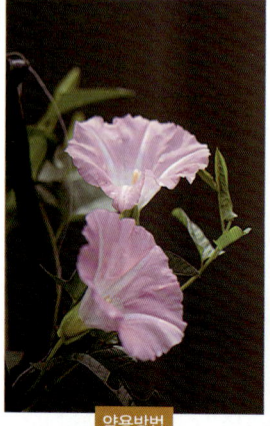

약용방법
- 중불로 진하게 달여서 복용한다.
- 오래 써도 무방하다.

메꽃과 여러해살이 덩굴풀

Calystegia soldanella

① **분포**_ 전국 각지의 해안가
② **생지**_ 바닷가 모래밭
③ **화기**_ 6월
④ **수확**_ 개화기
⑤ **크기**_ 1~2m(길이)
⑥ **이용**_ 꽃, 땅속줄기
⑦ **치료**_ 각종 통증, 호흡기 질환

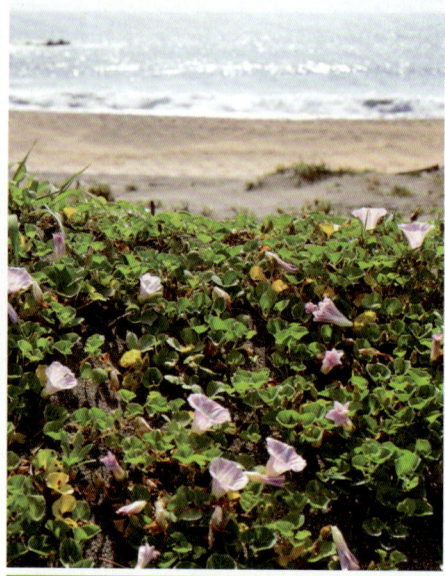

갯메꽃

생약명_ 신천검, 사마등

덩굴성이라 모래 위를 기어 퍼지면서 자란다. 메꽃에 비해 분홍빛이 강하며 잎 모양도 다르다. 드물게 하얗게 피는 개체도 있다. 뿌리를 포함한 전초를 사마등 또는 신천검이라 부르며 약용한다. 진통, 이뇨, 소종 효능이 있어 관절염과 소변불통, 인후염, 기관지염 같은 질환을 다스린다. 방풍나물처럼 풍증에도 효험이 있다.

약용방법
- 중불로 진하게 달이거나 생즙으로 복용한다. 술을 담가 복용해도 좋다.
- 치유되는 대로 중단한다.

꿀풀과 두해살이풀
Leonurus sibiricus

① **분포_** 전국 각지
② **생지_** 들, 빈터, 밭둑, 길가
③ **화기_** 7~8월
④ **수확_** 6~10월
⑤ **크기_** 50~150cm
⑥ **이용_** 온포기
⑦ **치료_** 혈액순환, 산후지혈 등

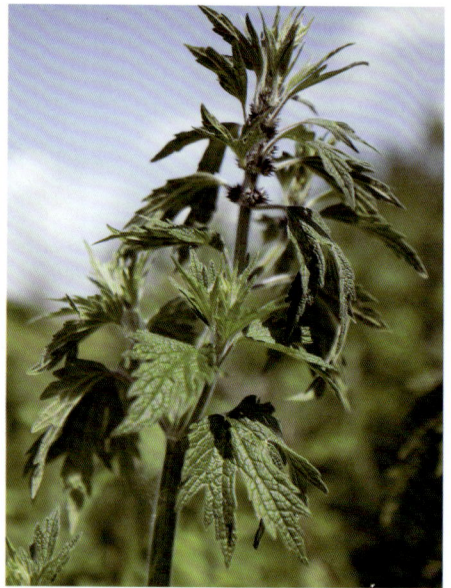

익모초

생약명_ 익모초

어머니 즉, 여성을 이롭게 한다고 익모초라고 부른다. 주로 부인병의 치료에 약용한다. 혈액순환을 도와 자궁을 수축시키고 월경을 조절하며, 산후출혈이 오래 이어지는 경우, 지혈에 효능이 있다. 줄기와 잎은 꽃이 필 무렵에, 씨는 가을에 채취하여 햇볕에 잘 말려 쓴다. 줄기가 가늘고 녹색이 짙을 수록 약성이 높다.

Chapter 2 여름에 피는 약초 • 165

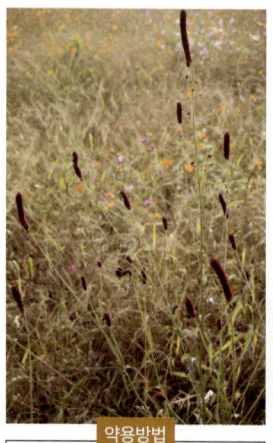

약용방법
● 중불로 진하게 달이거나 가루를 내어 복용한다. 술을 담가 복용해도 좋다.
● 치유되는 대로 중단한다.

장미과 여러해살이풀
Sanguisorba officinalis

① **분포_** 전국 각지
② **생지_** 산이나 들
③ **화기_** 7~9월
④ **수확_** 가을(뿌리), 봄(싹)
⑤ **크기_** 30~150cm
⑥ **이용_** 싹, 땅속줄기
⑦ **치료_** 고혈압, 중풍, 뇌출혈

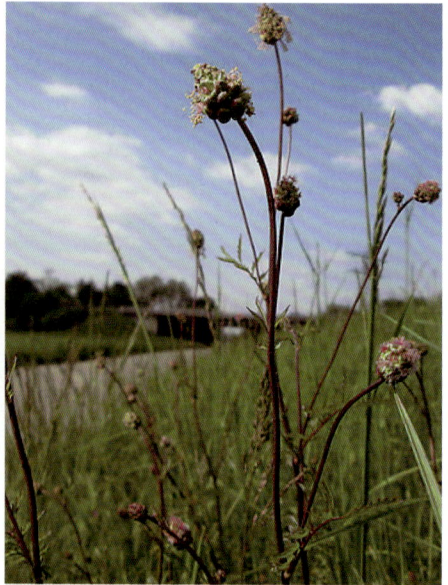

오이풀
생약명_ 지유

손으로 비비면 향긋한 오이향이 난다. 늦가을에 채취한 뿌리를 각종 심혈관 질환에 쓴다. 타닌과 사포닌이 함유되어 있어서 고혈압, 중풍, 뇌출혈에 탁월한 효능이 있다. 자궁출혈이나 산후출혈에도 잘 듣는다. 민간에서는 설사약으로 달여 먹거나, 편도선염으로 목이 부었을 때 양치질을 하기도 한다.

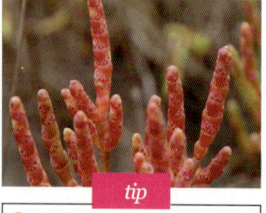

tip
● 몹시 짜서 염초라고도 한다. 바다에 사는 선인장이다. 갯벌에서 잘 자라지만 바닷물에 잠기면 죽는다.

명아주과 한해살이풀

Salicornia herbacea

① **분포**_ 남해안, 서해안, 울릉도
② **생지**_ 바닷가 갯벌 근처
③ **화기**_ 8~9월
④ **수확**_ 개화기
⑤ **크기**_ 10~30cm
⑥ **이용**_ 온포기
⑦ **치료**_ 암, 고혈압, 당뇨병 등

퉁퉁마디

생약명_ 함초, 신초

바다에 있는 칼슘, 마그네슘, 철분 등 각종 미네랄을 흡수하면서 성장한다. 봄, 여름에는 녹색이었다가 가을에 붉게 변하는 줄기를 약으로 사용한다. 쓰고 기분 나쁜 짠맛이 아니라 상쾌한 짠맛이 난다. 몸속 독소를 없애 암, 고혈압, 당뇨병, 관절염 등에 두루 쓴다. 또한 증혈작용도 뛰어나 빈혈에도 좋다고 알려져 있다.

약용방법
- 중불로 진하게 달여서 복용한다.
- 해롭지는 않지만 치유되는 대로 중단한다.

명아주과 한해살이풀
Chenopodium album

① **분포_** 전국 각지
② **생지_** 빈터, 들
③ **화기_** 6~7월
④ **수확_** 개화기 전
⑤ **크기_** 1m 정도
⑥ **이용_** 온포기
⑦ **치료_** 신경통, 류머티즘 등

명아주
생약명_ 청려장, 여(藜)

명아주 줄기를 꺾어 지팡이를 만들어 짚고만 다녀도 신경통을 고치고 중풍에 걸리지 않는다고 한다. 생즙은 일사병과 독충에 물렸을 때 요긴하게 쓸 수 있다. 되도록 신선하고 부드러운 생잎을 비벼 그 즙을 바른다. 새순을 나물로 먹으면 별미라고 하지만 체질에 따라 붓거나 가려움증이 일어나기도 한다.

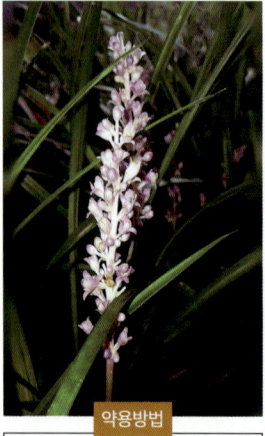

약용방법
- 차게 식힌 차로 수시로 마시거나 보리차처럼 뜨겁게 우려서 이용한다. 술을 담가서도 쓴다.
- 해롭지는 않지만 치유되는 대로 중단한다.

백합과 상록 여러해살이풀

Liriope platyphylla

① **분포**_ 중부 이남
② **생지**_ 산지의 나무 그늘
③ **화기**_ 8~9월
④ **수확**_ 봄~가을
⑤ **크기**_ 30~50cm
⑥ **이용**_ 뿌리
⑦ **치료**_ 정력보강, 기침, 허약

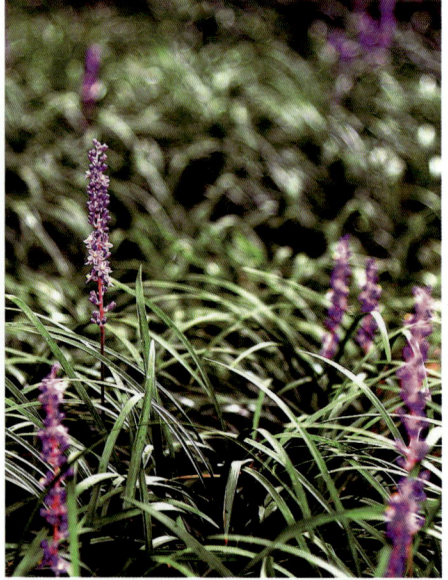

맥문동

생약명_ 맥문동

허약한 사람의 맥을 뛰게 해준다고 맥문동이라고 부른다. 정력을 왕성하게 하는 약초 중 하나이며, 기침이나 심신이 쇠약해진 증상에도 사용한다. 천문동과 효능이 비슷해서 함께 약용되는 경우도 있다. 수염뿌리 끝부분을 약용으로 사용하는데, 동그란 모양의 비대한 부분만을 채취한다.

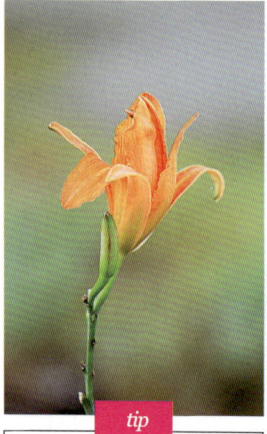

tip
- 뿌리, 잎, 줄기, 꽃 어느 것 하나 버릴 것은 소중한 초본이다.
- 마음을 안정시키고 우울증을 치료하는 약초로 이름이 높다.

백합과 여러해살이풀

Hemerocallis fulva

① **분포**_ 전국 각지
② **생지**_ 산지의 양지바른 곳
③ **화기**_ 7~8월
④ **수확**_ 개화기 후 가을)
⑤ **크기**_ 1m 정도
⑥ **이용**_ 꽃봉오리, 뿌리
⑦ **치료**_ 치질, 불면증, 방광염

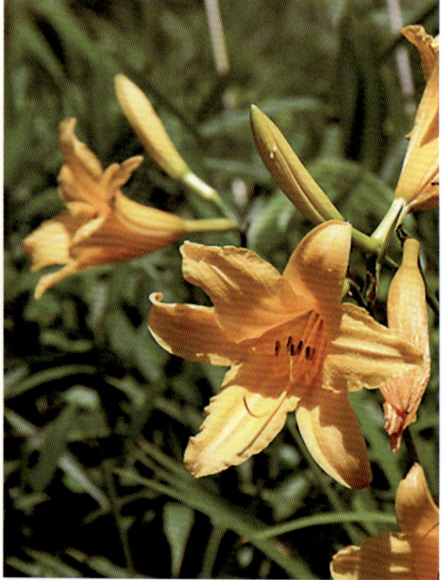

원추리

생약명_ 훤초근

짙은 오렌지색 꽃이 아름다운 약초로써 불면증이 계속될 때 좋은 것으로 알려진 초본이다. 개화 직전의 꽃봉오리는 잘 말려서 혈뇨나 치질 등의 지혈제로 사용하고, 뿌리는 방광염이나 불면증을 다스리는 이뇨제나 소염제로 이용한다. β-시토스테롤 같은 다양한 아미노산을 함유하고 있어서 확실한 수면 개선효과를 볼 수 있다.

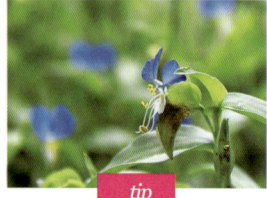

tip
- 청보라색 꽃을 기억해 두면 집 주변에서도 쉽게 찾아낼 수 있다.
- 나비 또는 닭벼슬 모습으로 꽃을 피운다고 붙은 이름이다.

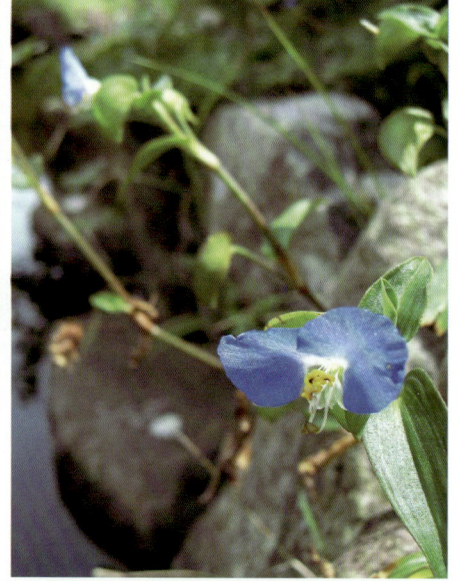

닭의장풀과 한해살이풀
Commelina communis

① **분포_** 전국 각지
② **생지_** 들, 길가, 냇가의 습지
③ **화기_** 7~8월
④ **수확_** 개화기 전
⑤ **크기_** 12~50cm
⑥ **이용_** 꽃, 땅속줄기
⑦ **치료_** 혈압강하, 소화불량 등

닭의장풀
생약명_ 번루, 압척초

꽃은 이슬에 젖어 피고는 바로 시들어 버린다. 꽃에서 인쇄에 필요한 염료를 뽑으며, 개화기에 채취한 전초를 약으로 쓴다. 소변을 나오게 해서 붓기를 없애며, 해독 효능으로 부종이나 각기, 인후염, 간염 등에 이용한다. 전초 5g 정도를 달이거나 생즙을 내서 자주 마시면 좋다. 잎을 으깨어 각종 피부질환에 발라도 효과를 본다.

약용방법

- 중불로 진하게 달이거나 가루를 내어 복용하며 술을 담가서도 쓴다.
- 치유되면 복용을 중단한다.

박과 여러해살이 덩굴풀

Trichosanthes kirilowii

① **분포**_ 중부이남, 제주도
② **생지**_ 들, 야산
③ **화기**_ 7~8월
④ **수확**_ 가을~늦가을
⑤ **크기**_ 3~5m(길이)
⑥ **이용**_ 뿌리, 열매
⑦ **치료**_ 기관지염, 당뇨 등

하늘타리

생약명_ 과루, 과루근

하늘수박이라고도 한다. 호박이나 오이 같은 덩굴식물로, 바위나 담장 등을 타고 올라 소박한 꽃을 피운다. 뿌리, 열매, 껍질, 씨까지 하나도 버릴 게 없다. 당뇨를 치료하는 중요한 식물이며, 요즘엔 항암제로 각광받고 있다. 사포닌이 풍부해서 가래를 삭히고 기침을 멎게 하는 등 기관지염에 효과가 있다.

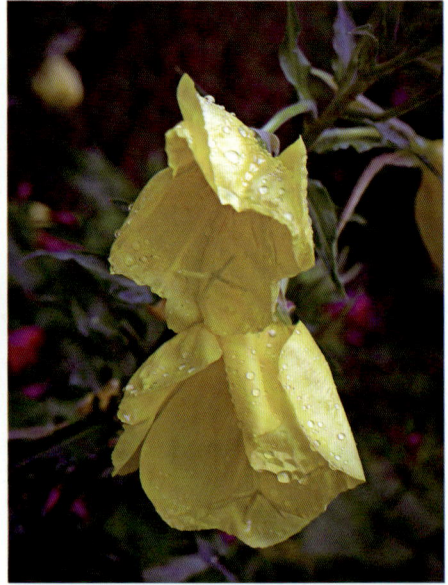

약용방법

- 중불로 진하게 달여서 복용한다.
- 너무 많이 쓰면 오히려 해롭다.

바늘꽃과 두해살이풀

Oenothera odorata

달맞이꽃

생약명_ 월하향

① **분포**_ 전국 각지
② **생지**_ 빈터, 들, 둑길
③ **화기**_ 7월
④ **수확**_ 봄~가을
⑤ **크기**_ 120cm 정도(길이)
⑥ **이용**_ 꽃, 씨, 뿌리
⑦ **치료**_ 갱년기 증상, 관절염

저녁에 꽃을 피웠다가 아침해가 뜨자마자 시들어 버리는 습성이 있다. 가을에 채취한 뿌리를 달여서 약용하고 씨앗은 기름으로 이용한다. 전초에 함유된 감마리놀레산 성분이 여성 호르몬의 불균형을 조절해 여성의 갱년기 증상은 물론, 심각한 관절염에도 효능을 보인다. 하루에 4-6g씩 물이 반이 되게 달여 복용하면 된다.

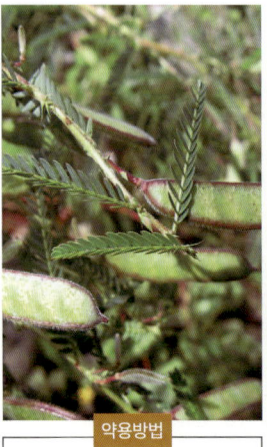

약용방법

● 지나치게 많이 음용하면 설사를 일으키며 특히 임산부는 유산을 할 수 있으니 주의한다.

콩과 한해살이풀

Cassia mimososides

① **분포**_ 전국 각지
② **생지**_ 산, 들, 냇가
③ **화기**_ 7~8월
④ **수확**_ 개화기 후
⑤ **크기**_ 30~60cm
⑥ **이용**_ 온포기
⑦ **치료**_ 위암, 간암 등

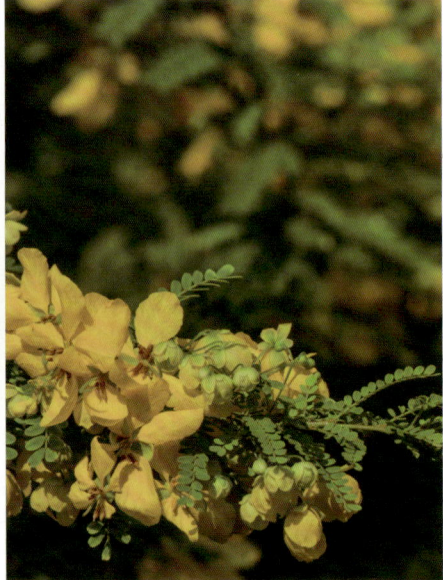

차풀

생약명_ 산편두

이름대로 차를 끓여먹는 풀이다. 결명자와 비슷한 효능이 있다. 강력한 이뇨작용으로 각기, 신장의 부종을 가라앉힌다. 최근에 잎과 줄기에 항암성분이 있는 것으로 밝혀져 즙을 내어 마시거나 달여 먹으면 위암과 간암을 예방할 수 있다. 전초를 볶아 차처럼 우려 마셔도 된다. 옥수수수염 차보다 몇 배는 효능이 높다.

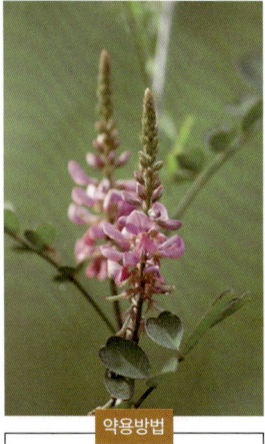

약용방법

- 중불로 진하게 달여서 복용한다.
- 치유되면 복용을 중단한다.

콩과 낙엽 활엽 반관목

Indigofera pseudo-tinctoria

① **분포**_ 남부지방
② **생지**_ 바닷가, 길가
③ **화기**_ 7~8월
④ **수확**_ 개화기
⑤ **크기**_ 120cm 정도(길이)
⑥ **이용**_ 온포기, 꽃
⑦ **치료**_ 천식, 편도선염 임파선염 등

낭아초

생약명_ 마극

풀이 아니라 낙엽관목이다. 잎은 아카시나무처럼 여러 개의 작은 잎들로 이루어져 있는데, 이름과는 달리 끝이 동글동글하다. 뿌리를 포함한 전체를 약용한다. 약간 쓰지만 따뜻하고 독성이 없는 생약이다. 천식, 편도선염, 임파선염 등을 치료하며, 민간에선 타박상에 생 뿌리를 짓찧어서 이용기도 한다.

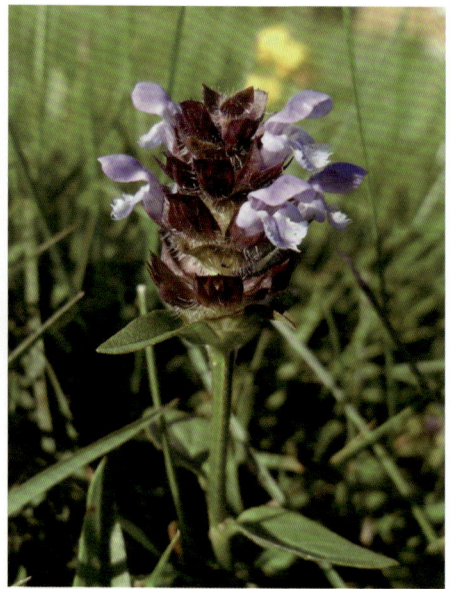

약용방법

● 중불로 진하게 달이거나 가루를 내어서 복용한다.
● 가급적 많이 복용하지 않도록 한다.

꿀풀과 여러해살이풀

Prunella vulgaris var. lilacina

① **분포_** 전국 각지
② **생지_** 산과 들의 풀밭
③ **화기_** 7~8월
④ **수확_** 개화기
⑤ **크기_** 20~30cm
⑥ **이용_** 온포기, 열매, 씨
⑦ **치료_** 혈압강하, 갑상선암 유방암, 간암 등

꿀풀_ 하고초

생약명_ 하고초

늦봄까지 핀 꽃이 여름이면 시든다고 '하고초'라고 부른다. 꽃이 갈색으로 시들 무렵인 8월초에 전초를 채취해서 말린 후 약으로 쓴다. 독을 풀고 혈압을 낮추는 효능으로 갑상선암, 유방암, 간암 등에 좋으며 최근 위암과 전립선 암 등에도 널리 쓰인다.

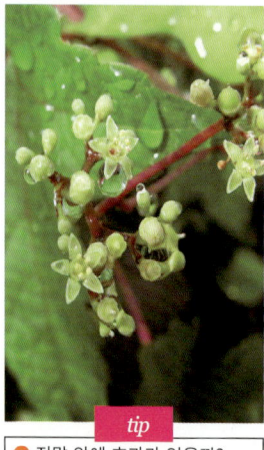

tip
● 정말 암에 효과가 있을까? 물론 암이 낫는다고 말할 수는 없다. 그러나 약용한 사람이 개머루를 먹지 않은 사람보다 암의 진행 속도가 현저히 느리다고 한다.

포도과 낙엽 활엽 만목

Ampelopsis brevipedunculata

① **분포**_ 전국 각지
② **생지**_ 산과 들, 하천둑
③ **화기**_ 6~7월
④ **수확**_ 가을
⑤ **크기**_ 3m 정도
⑥ **이용**_ 열매, 잎, 줄기
⑦ **치료**_ 간염, 간경화, 지방간

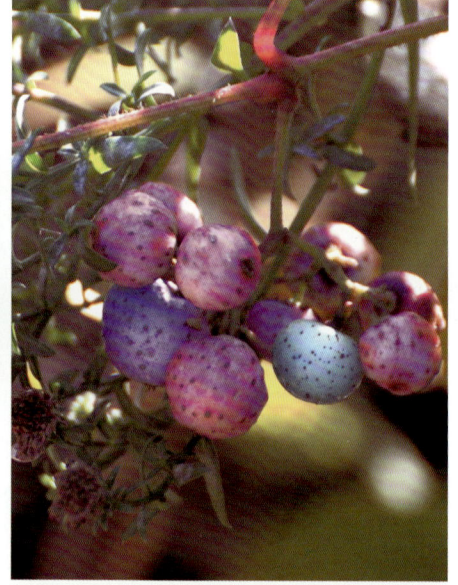

개머루

생약명_ 사포도

수많은 약초 중 이 정도의 효능을 가진 약초가 또 있을까 싶다. 탁한 피를 맑게 해 간 기능을 회복시켜 주는 약재로, 주로 간 질환에 약용한다. 열매 뿐 아니라, 뿌리를 채취해 그늘에서 말려 두었다가 약으로 사용한다. 간염, 간경화, 지방간 등을 어렵지 않게 고칠 수 있다. 혈압 역시 단번에 떨어진다.

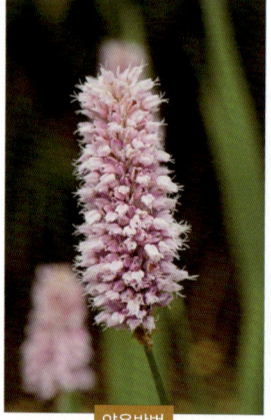

약용방법
- 중불로 진하게 달이거나 가루를 내어서 복용한다.
- 해롭지는 않으나 치유되는 대로 중단한다.

마디풀과 여러해살이풀
Bistorta manshuriensis

① **분포**_ 전국 각지
② **생지**_ 깊은 산의 풀밭
③ **화기**_ 6~7월
④ **수확**_ 가을~이듬해 봄
⑤ **크기**_ 30~100cm
⑥ **이용**_ 뿌리줄기
⑦ **치료**_ 지사제, 지혈제

범꼬리

생약명_ 권삼

하늘을 향해 꼿꼿이 세운 꽃모양이 범 꼬리처럼 당당하다. 천 미터가 넘는 고산의 풀밭에서 자라며 봄, 가을에 캔 뿌리를 햇볕에 말려 약으로 쓴다. 해열, 지혈, 항균작용으로 열병에 의한 경련이나 세균성 설사, 기관지염, 간염, 치질 출혈, 성기 출혈 등을 치료한다. 구내염에는 달임액으로 양치질을 하면 잘 낫는다.

약용방법
- 중불로 진하게 달이거나 가루를 내어서 복용한다. 술을 담가서도 쓴다.
- 많이 먹어도 해롭지 않다.

질경이과 여러해살이풀

Plantago asiatica

① **분포**_ 전국 각지
② **생지**_ 들, 빈터, 길가
③ **화기**_ 6~8월
④ **수확**_ 6~9월
⑤ **크기**_ 10~50cm
⑥ **이용**_ 온포기·씨
⑦ **치료**_ 기침, 천식, 이뇨, 설사 다이어트, 혈당조절 등

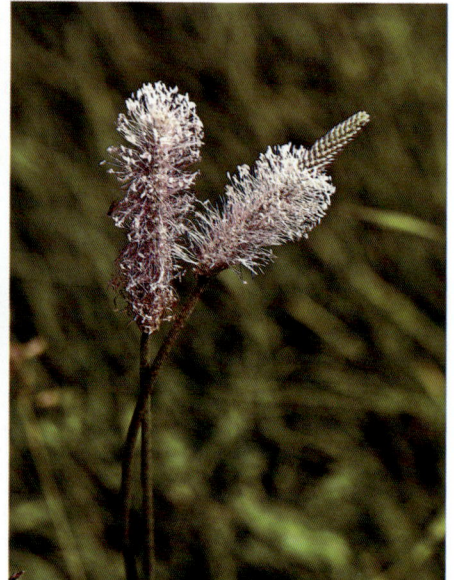

질경이

생약명_ 차전자

잡초 같아 보이지만 일본이나 중국에서도 기침, 이뇨, 설사 등에 사용하는 생약이다. 씨앗에 들어 있는 식이섬유가 혈당수치를 조절해 체지방이 축적되지 않고 인슐린이 분비되도록 돕는다. 이 씨앗은 몸 안에서 수 십배로 팽창하는 특징이 있어서 공복감을 억제하거나 해소하는 데도 그만이다. 전초와 씨앗의 약효는 동일하다.

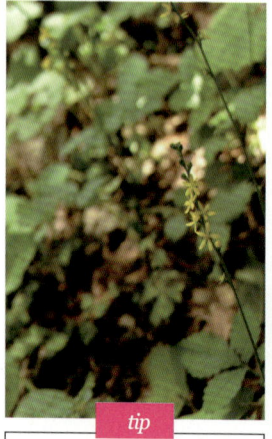

tip

● 중국에서 공식적으로 암 억제 효과가 인정되었다.

장미과 여러해살장미

Agrimonia pilosa

① **분포**_ 전국 각지
② **생지**_ 산과 들의 양지바른 곳
③ **화기**_ 6~8월
④ **수확**_ 개화기 전
⑤ **크기**_ 30~100cm
⑥ **이용**_ 온포기, 뿌리
⑦ **치료**_ 자궁출혈, 혈변 등

짚신나물

생약명_ 용아초, 선학초

산과 들에서 흔히 볼 수 있는 풀로, 용아초 또는 선학초라 부르며 약용한다. 전초에 혈액응고 촉진과 지혈효과가 있어서 잇몸출혈이나 혈변, 자궁출혈 등에 지혈제로 사용한다. 전초 10g을 뭉근하게 졸인 후 하루 3회 따뜻하게 마시는 것이 가장 좋은 약용법이다. 항암 실험 결과, 악성종양 억제율이 50%가 나온 귀중한 약초다.

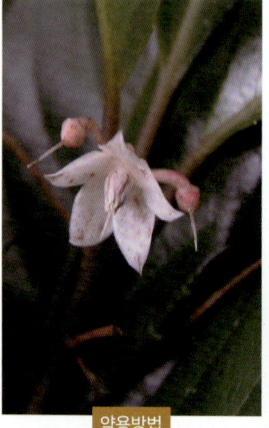

약용방법
- 진하게 달이거나 생즙을 내어 복용하며, 술을 담가서도 쓴다. 외상에는 짓이겨 붙인다.
- 치유되는 대로 중단한다.

자금우과 상록 활엽 소관목

Ardisia japonica

① **분포**_ 남부 지방
② **생지**_ 산지의 숲 밑
③ **화기**_ 6월
④ **수확**_ 연중
⑤ **크기**_ 15~20cm
⑥ **이용**_ 잎, 줄기
⑦ **치료**_ 고혈압, 근골동통 근골무력증, 기관지염

자금우_천량금

생약명_ 자금우

의외로 키가 작아 다 커 봐야 20cm를 넘지 않는다. 햇볕을 받으면 나무 전체가 반짝반짝 광택이 나며, 한 겨울에도 빨갛게 매달려 있는 열매는 달콤한 맛이 있어 샐러드에 넣어 먹곤 한다. 줄기와 잎을 자금우라고 해서 고혈압, 근골동통, 근골무력증, 기관지염, 담 등을 고치는 약재로 사용한다.

Chapter 2 여름에 피는 약초

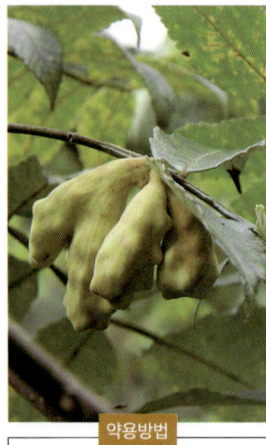

약용방법
- 진하게 달이거나 가루를 내어 복용한다.
- 치유되는 대로 중단한다.

옻나무과 낙엽 활엽 관목

Rhus chinensis

① **분포**_ 전국 각지
② **생지**_ 산지의 들
③ **화기**_ 8~9월
④ **수확**_ 10월(열매 성숙기)
⑤ **크기**_ 2~3m 정도
⑥ **이용**_ 씨, 잎, 나무껍질
⑦ **치료**_ 이질, 장염, 만성 설사

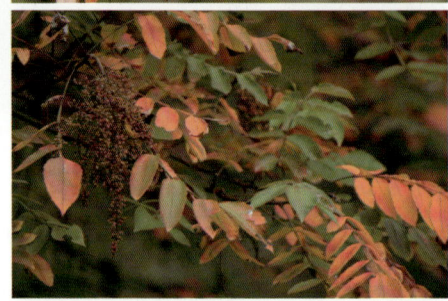

붉나무

생약명_ 염부자

짠맛이 나는 열매를 따서 소금 대신 사용했다고 '소금나무'라는 별칭이 있다. 옻나무과에 속하지만 독성이 없기 때문에 잎을 뜯어 팔과 얼굴에 비벼도 옻이 오르지 않는다. 진딧물이 기생해서 생긴 불규칙한 모양의 혹을 오배자라고 부르며 약으로 쓰는데, 타닌을 많이 함유하고 있어서 이질이나 장염, 만성 설사의 치료약으로 쓴다.

Chapter 2 여름에 피는 약초 • 199

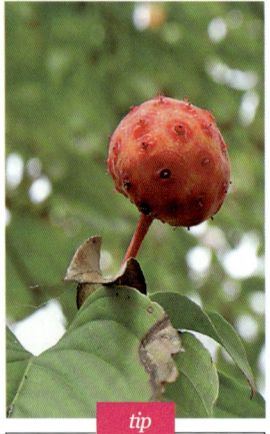

tip

● 산딸기 모양의 열매는 9월부터 연분홍색으로 익으며, 뽕나무 열매인 오디와 맛이 비슷하다.

산딸나무

생약명_ 야여지

층층나무과 낙엽 활엽 소교목

Cornus kousa F.Buerger

① 분포_ 전국 각지
② 생지_ 산지
③ 화기_ 6월
④ 수확_ 10월(열매 성숙 시)
⑤ 크기_ 약 5~15m
⑥ 이용_ 잎, 열매
⑦ 치료_ 자양강장, 피로회복 등

꽃은 냄새가 없으며, 가을이면 딸기 같은 열매가 붉게 익는다. 층층나무와 비슷하지만 꽃 피는 시기가 층층나무보다 2주 정도 늦다. 수렴성 지혈작용이 있어 설사, 소화불량, 골절상 등에 약용한다. 열매는 그대로 먹거나 잼이나 과실주를 만들기도 한다. 비타민과 카로틴, 안토시아닌 등이 풍부해 자양강장과 피로회복에 좋다.

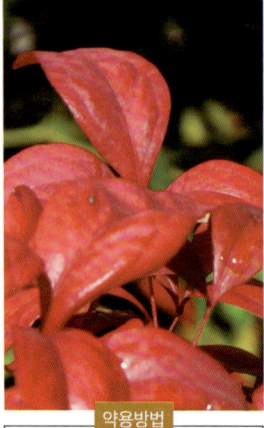

약용방법
- 진하게 달이거나 가루를 내어 복용한다.
- 독성은 없지만 치유되는 대로 중단한다.

매자나무과 상록 관목

Nandina domestica

① **분포**_ 중남부 지방
② **생지**_ 따뜻한 곳의 삼림
③ **화기**_ 6~7월
④ **수확**_ 열매 성숙 시
⑤ **크기**_ 3m 정도
⑥ **이용**_ 온포기, 열매
⑦ **치료**_ 위장병, 눈병 등

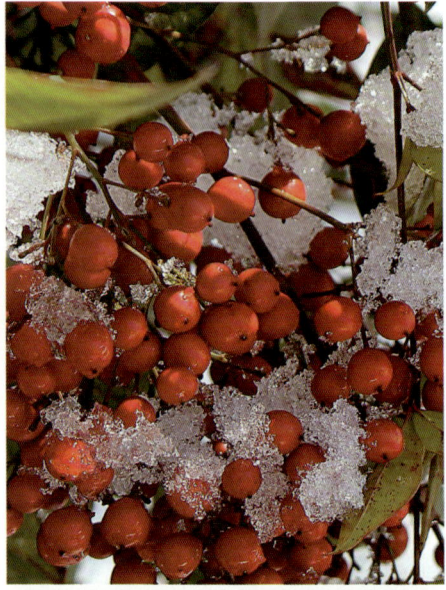

남천

생약명_ 남천실

상록성 관목으로 밑에서 여러 대가 자라지만 가지를 치지 않는다. 10월에 붉은색으로 익는 열매에 기침을 멎게 하는 효과가 있으며, 나무껍질과 뿌리껍질은 위장이나 눈에 생기는 병에 쓰인다. 잎이 미려하고 꽃과 열매와 단풍도 일품이므로 관상용으로 많이 심는다. 노란열매가 열리는 남천도 있다.

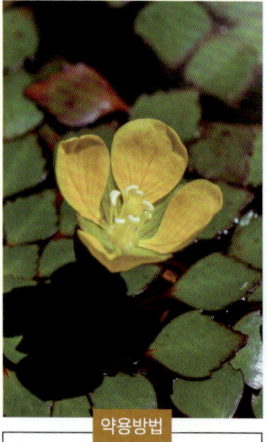

약용방법

● 날것 또는 가루를 내어 복용한다.
● 오래 복용할 수록 이롭다.

마름과 한해살이풀

Trapa japonica

① **분포**_ 전국 각지
② **생지**_ 저수지, 늪, 연못
③ **화기**_ 7~8월
④ **수확**_ 9~10월(열매 성숙 시)
⑤ **크기**_ 수생식물
⑥ **이용**_ 열매
⑦ **치료**_ 위암, 자궁암 등

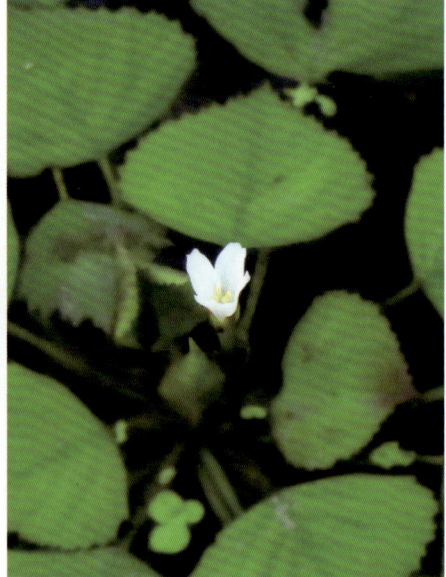

마름

생약명_ 능실

뭐니뭐니 해도 마름은 유기 게르마늄을 지닌 식물이다. 유기 게르마늄이란 체내의 면역력을 높여 암과 싸우는 인터페론의 생성을 촉진하는 성분이다. '가정 간호의 비결'이란 일본 의학서적을 보면, 마름 열매 서른 개를 오래 달여서 하루 3번 복용하면 위암이나 자궁암 환자도 희망을 가질 수 있다고 적혀 있다.

Chapter 2 여름에 피는 약초 • 205

약용방법

- 날것 또는 가루를 내어 복용한다.
- 오래 써도 무방하다.

수련과 한해살이 수생풀

Euryale ferox

① **분포**_ 전라도, 경상도 지역
② **생지**_ 늪, 연못
③ **화기**_ 7~8월
④ **수확**_ 11월
⑤ **크기**_ 20~200cm
⑥ **이용**_ 씨, 뿌리, 꽃, 열매
⑦ **치료**_ 설사, 근육통, 자양강장

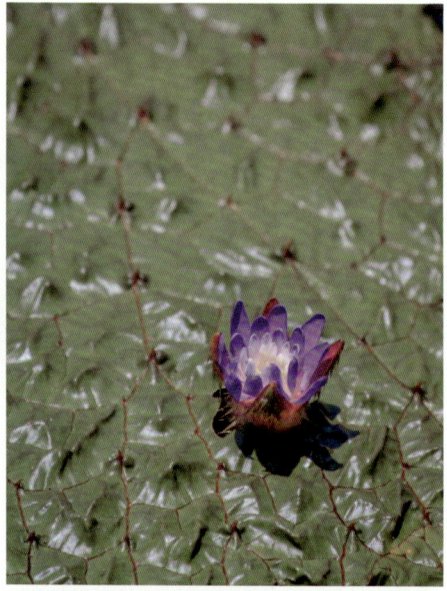

가시연꽃

생약명_ 감실

자주색 꽃자루에 날카로운 가시가 있어서 찔리면 매우 아프다. 개연이라고도 부르며 한방에서 씨, 뿌리, 잎 모두 약으로 쓴다. 진통, 지사 작용이 있어 설사를 멈추고 허리와 무릎의 통증을 완화시킨다. 또, 요실금에도 사용하는데, 1개월 이상 복용하면 눈에 띄는 효과가 나타난다고 한다. 단, 변비가 심한 사람에게는 적합치 않다.

약용방법

● 진하게 달이거나 가루를 내어 복용한다.
● 가급적이면 많이 쓰지 않는 것이 좋다.

천남성과 여러해살이풀

Pinellia ternata

① **분포**_ 전국 각지
② **생지**_ 밭, 습지
③ **화기**_ 7~8월
④ **수확**_ 7~9월
⑤ **크기**_ 20~40cm
⑥ **이용**_ 알줄기
⑦ **치료**_ 각종 담, 어깨결림 등

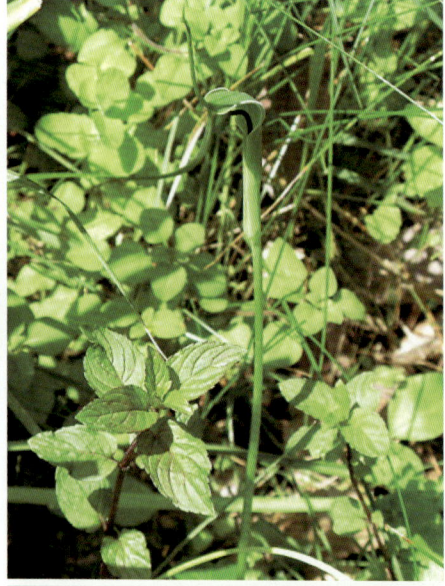

반하_ 끼무릇

생약명_ 반하

꿩(장끼)이 좋아해 끼무릇으로도 부르는 반하는 이름처럼 여름의 절반, 즉 한 여름에 채취하여 약용한다. 여러 한의학 고서에서도 특별히 강조할 만큼 매운 성질이 몸속의 찌꺼기들을 제거해 담을 없애며, 구토 증세에 탁월한 효과가 있다. 하지만 구토할 정도로 독성이 있기에 생강즙이나 백반 등을 함께 사용한다.

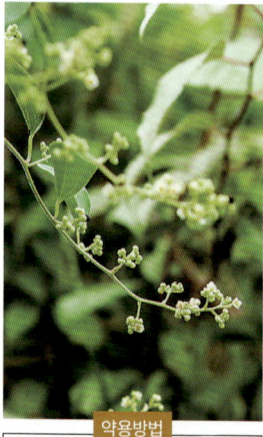

약용방법

● 진하게 달이거나 가루를 내어 복용한다. 독성이 있으니 꼭 기준량을 지킨다.
● 치유되는 대로 중단한다.

방기과 낙엽 활엽 덩굴풀

Cocculus trilobus

① **분포_** 전국 각지
② **생지_** 산기슭 양지, 숲, 밭둑
③ **화기_** 7~8월
④ **수확_** 가을~다음해 봄
⑤ **크기_** 3m 정도
⑥ **이용_** 뿌리, 덩굴
⑦ **치료_** 신경통, 방광염, 감기

댕댕이덩굴

생약명_ 목방기

산머루 같은 열매를 한 알 따 먹어보면 꽤 달콤한 맛이 난다. 예전부터 줄기로 바구니를 만들어 이용해 온 식물이다. 유독성 식물이기는 하지만 어린잎은 식용으로, 줄기와 뿌리를 잘 말려서 목방기(木防己)라 부르며 약으로 쓴다. 신경통, 방광염, 감기, 오줌이 잘 나오지 않는 증세에 자주 사용한다.

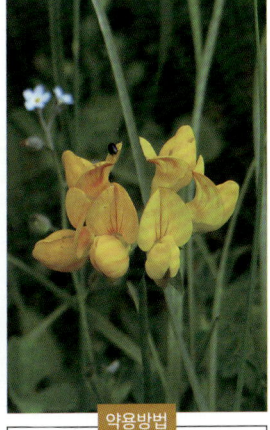

약용방법

- 중불로 진하게 달여서 복용한다.
- 치유되면 바로중단한다.

벌노랑이

생약명_ 금화채

전국의 냇가 근처의 모래땅이나 양지바른 산과 들에서 자라는 성가신 잡초. 이른 봄 또는 가을 무렵, 밭을 일굴 때 한 무더기 끓여 소 먹이로 쓰기도 하고, 따로 채취한 뿌리를 햇볕에 말려 약으로 쓴다. 해열과 지혈작용이 있어 주로 감기나 인후염 같은 소화기 계통 질병에 해열제로 사용하며, 혈변, 이질 등에도 이용한다.

콩과 여러해살이풀

Lotus corniculatus

① **분포**_ 전국 각지
② **생지**_ 산과 들의 양지, 길가
③ **화기**_ 6~8월
④ **수확**_ 개화기 전
⑤ **크기**_ 20~30cm
⑥ **이용**_ 온포기, 뿌리
⑦ **치료**_ 감기, 인후염, 혈변 등

약용방법

● 진하게 달이거나 생즙 그대로 복용한다. 외상에는 짓이겨 붙인다. ● 해롭지는 않지만 치유되는 대로 중단한다.

방기과 낙엽 활엽 덩굴풀

Lobelia chinensis

① **분포**_ 전국 각지
② **생지**_ 논두렁, 밭둑, 습지
③ **화기**_ 5~8월
④ **수확**_ 여름(개화기)
⑤ **크기**_ 3~15cm
⑥ **이용**_ 온포기
⑦ **치료**_ 각종 독성 제거(뱀독) 암 치료보조제 등

수염가래꽃

생약명_ 반변련

여름부터 피는 꽃이 할아버지의 수염처럼 생겼다고 수염가래꽃이라고 하며, 꽃의 반쪽이 연꽃 모양이라서 반변련이라고도 한다. 각종 임상과 약리실험에서 항염, 항암작용이 있음이 밝혀져 위암, 직장암, 간암 등을 처방할 때 필수로 들어가는 식물이다. 독을 해독하는 힘이 강력해서 몸속 독소를 소변과 설사를 통해 배설한다.

약용방법

● 진하게 달이거나 가루를 내어 복용한다. 꽃가루는 피를 멈출 때 지혈제로 쓴다.
● 치유되는 대로 중단한다.

부들과 여러해살이풀

Typha orientalis

① **분포_** 중남부 지방
② **생지_** 늪, 연못가, 개울가
③ **화기_** 5~8월
④ **수확_** 개화기
⑤ **크기_** 1~1.5m
⑥ **이용_** 온포기, 꽃가루
⑦ **치료_** 출혈, 화상, 각혈 등

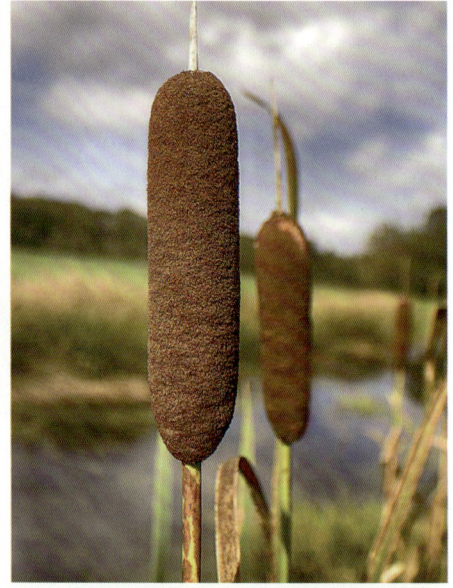

부들

생약명_ 포황

꽃가루받이가 일어날 때 부들부들 떨기에 붙은 이름으로, 물을 정화시키는 정수식물이다. 약으로 쓸 때는 전초를 건조하거나 쪄서 사용한다. 지혈, 이뇨 그리고 화상에 효과가 좋다. 각혈, 토혈, 코피, 외상출혈 등에 말린 전초 5~10g을 물에 넣고 중불에서 반으로 줄 때까지 달여 하루 2~3회로 나누어 마신다.

Chapter 3
가을에 피는 약초

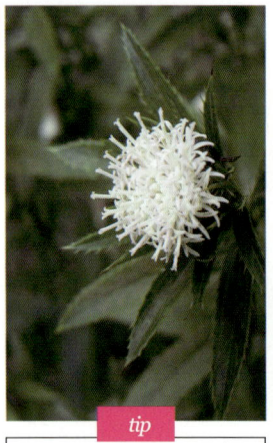

tip

● 오래된 뿌리를 창출, 어린 뿌리를 백출이라 부르며 약으로 쓴다.

국화과 여러해살이풀

Atractylodes japonica

① **분포**_ 전국 각지
② **생지**_ 산지의 풀밭
③ **화기**_ 8~10월
④ **수확**_ 연중
⑤ **크기**_ 30~100cm
⑥ **이용**_ 뿌리줄기
⑦ **치료**_ 소화기 질환, 치매 등

삽주

생약명_ 백출, 창출

오래전부터 피를 맑게 하는 약초로 활용해 온 식물이다. 잎뿌리에서 특이한 냄새가 나며 맛은 약간 달고 약간 쓰다. 체내의 수분을 조절하는 기능이 있어 건위, 이뇨 등의 목적으로 약용한다. 오메가3가 매우 풍부해서 아이들의 주의력을 높여주고 치매 예방에도 효과적이다. 단단하고 향기가 강한 뿌리가 우량품이다.

- 중불로 오래 달여서 복용한다.
- 오래 쓰거나 양을 늘려도 무방하다.

백합과 여러해살이풀

Scilla scilloides

① **분포**_ 전국 각지
② **생지**_ 산이나 들의 습지
③ **화기**_ 8~9월
④ **수확**_ 봄, 가을 두차례
⑤ **크기**_ 30~50cm
⑥ **이용**_ 비늘줄기(알뿌리)
⑦ **치료**_ 피부병, 신경통, 치통

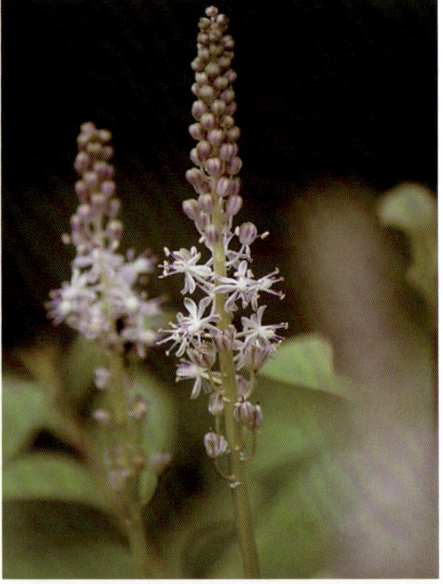

무릇

생약명_ 면조아

곁에만 가도 상한 파 냄새 비슷한 고약한 냄새가 난다. 냄새의 진원지는 땅속 둥그런 비늘줄기. 오래 전부터 피부병, 신경통, 화상 등에 이 비늘줄기를 갈아 찜질약으로 사용해 왔던 식물이다. 혈액순환을 왕성하게 하고 붓기를 가시게 하는 효능이 대단하다. 전초 달임물로 양치를 하면 치통의 통증도 금세 그친다.

Chapter 3 가을에 피는 약초 • 221

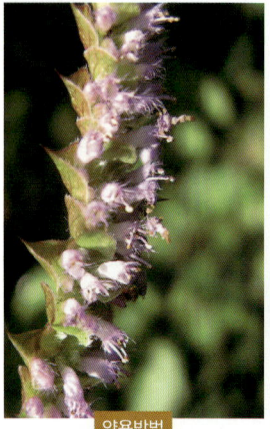

약용방법

● 중불로 오래 달이거나 가루를 내어 복용한다. 외상에는 달인 물로 씻거나 짓이겨 붙인다.
● 치유되는 대로 중단한다.

꿀풀과 여러해살이풀

Elsholtzia splendens

① **분포**_ 경기 이남, 제주
② **생지**_ 산과 들의 반음지
③ **화기**_ 9~10월
④ **수확**_ 개화기
⑤ **크기**_ 30~60cm
⑥ **이용**_ 온포기
⑦ **치료**_ 감기몸살, 열사병
　　　치통, 진통 등

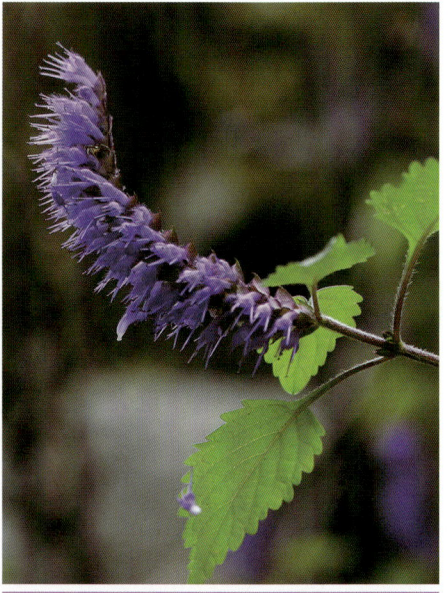

꽃향유

생약명_ 향유

향기가 좋아 곤충들이 즐겨 찾는 대표적인 밀원식물이다. 더운 여름철을 잘 보낸 후 걸리는 감기나 두통에 잘 들어서 여름의 요약으로 불린다. 꽃이 달린 원줄기와 잎을 말려서 차처럼 마시면 열병을 없애고 피로회복에 효과적이다. 환절기 감기에 좋은 야초는 꽃향유 외에 쑥부쟁이가 있다. 치통과 진통에 사용하기도 한다.

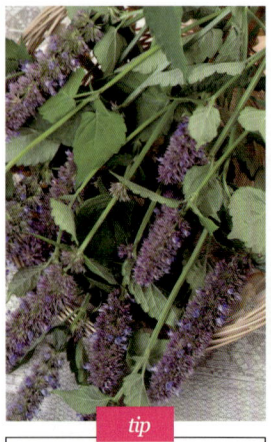

tip

● 헛구역질이 나거나 비위가 약해 메스꺼움을 자주 느낄 때 어린잎을 따서 먹으면 증세가 없어진다.

꿀풀과 여러해살이풀

Agastache rugosa

① 분포_ 전국 각지
② 생지_ 양지쪽 자갈밭, 길가
③ 화기_ 8~9월
④ 수확_ 개화기 전
⑤ 크기_ 40~100cm
⑥ 이용_ 온포기
⑦ 치료_ 피부병, 신경통, 치통

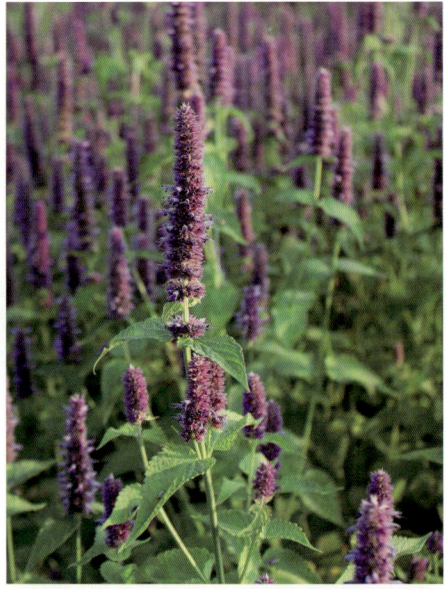

배초향

생약명_ 배초향

산비탈의 양지 또는 인가 주변의 길가에서 자란다. 향기가 아주 진해서 꽃을 꺾어 방향제로 쓰며, 어린순은 나물로 먹는다. 소화를 잘 되게 하고 기분을 상쾌하게 해 악취를 제거하는 효능이 탁월하다. 잎을 말린 것을 두통, 구토, 해열제로도 쓴다. 그 밖에 기침, 학질, 이질이나 입 냄새 제거에도 도움이 된다.

Chapter 3 가을에 피는 약초 • 225

약용방법

- 중불로 오래 달이거나 가루를 내어 복용한다. 단, 몸에 열이 있거나 많은 사람은 복용을 금한다.
- 치유되는 대로 중단한다.

국화과 여러해살이풀

Inula britannica

① **분포_** 전국 각지
② **생지_** 들과 밭의 습지
③ **화기_** 7~9월
④ **수확_** 7~9월(개화기)
⑤ **크기_** 10~60cm
⑥ **이용_** 꽃, 뿌리
⑦ **치료_** 소화기, 호흡기 질환 근육통

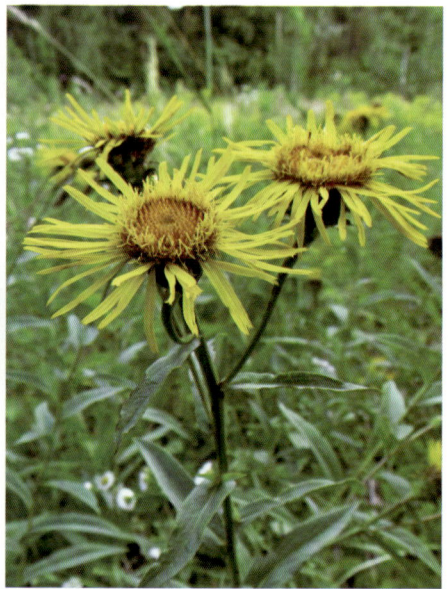

금불초_ 한국

생약명_ 선복화

꽃을 씹으면 쏩쓸하고 짠맛이 난다. 꽃이 한창 필 무렵 봉오리 째 채취해 건조시키거나 볶아서 약으로 쓴다. 하루 용량은 하루에 10g 정도가 적당하다. 가래를 삭이고 구역질을 억제하는 것은 물론, 천식과 호흡 곤란을 없애는 작용이 뛰어나서 위암 치료의 보조제로도 쓰인다. 잘 말린 뿌리는 근육통 등의 치료에 사용한다.

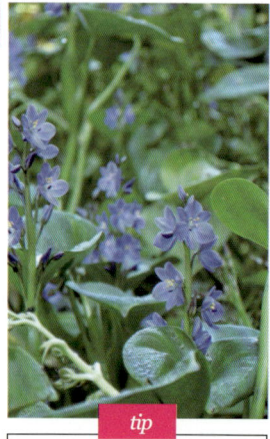

tip

▶ 물에 떠서 크는 부레옥잠과 달리 뿌리는 땅에 박고 식물체의 일부가 물에 잠긴다.

물옥잠과 한해살이풀

Monochoria korsakowi

① **분포**_ 전국 각지
② **생지**_ 늪, 못, 물가
③ **화기**_ 8~9월
④ **수확**_ 가을
⑤ **크기**_ 20~30cm
⑥ **이용**_ 꽃, 땅속줄기
⑦ **치료**_ 해수, 천식 등

물옥잠

생약명_ 우구

줄기에 구멍이 많아 물 위로 올라오는 기능을 담당한다. '옥잠'이 붙은 식물이 대부분 그렇듯이 물옥잠도 수질정화 능력이 뛰어나다. 한방에서는 뿌리를 제외한 식물체 전체를 약재로 쓰는데, 고열과 함께 오는 해수와 천식에 효과가 있다. 중국에서는 설사, 편도선, 잇몸의 통증에 약용하며, 위궤양을 고치는 약으로도 사용한다.

약용방법

● 중불로 오래 달이거나 가루를 내어 복용한다. 외상에는 생잎을 짓이겨 붙인다. ● 독성이 있으므로 복용할 때 주의를 요한다.

대극과 한해살이풀

Euphorbia humifusa

① **분포**_ 남부·중부 지방
② **생지**_ 산지, 밭, 들, 길가
③ **화기**_ 8~9월
④ **수확**_ 여름~가을
⑤ **크기**_ 10~20cm
⑥ **이용**_ 온포기
⑦ **치료**_ 주로 난치병을 치료. 위암, 골수암, 뇌종양

땅빈대

생약명_지면

쇠비름 같아 보이지만 쇠비름보다 훨씬 작다. 풀밭에서 보면 너무 작아서 눈에 잘 띄지 않는다. 줄기나 잎에 상처를 내면 흰 즙이 나오는데, 이 즙에 인삼, 민들레에 있는 플라보노이드와 사포닌 성분이 담뿍 담겨서 암세포만을 골라 죽이고 암으로 인한 통증 및 증상을 없앤다. 특히 뇌종양, 골수암, 위암 등에 효과가 크다.

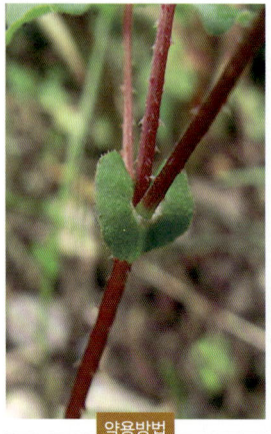

약용방법
- 중불로 오래 달이거나 가루를 내어 복용한다. 외상에는 생잎을 짓이겨 붙인다.
- 치유되면 복용을 중단한다.

마디풀과 한해살이 덩굴풀

Persicaria senticosa

① **분포**_ 전국 각지
② **생지**_ 들이나 길가
③ **화기**_ 8~9월
④ **수확**_ 봄~여름
⑤ **크기**_ 1~2m
⑥ **이용**_ 온포기
⑦ **치료**_ 피부질환, 치질 등

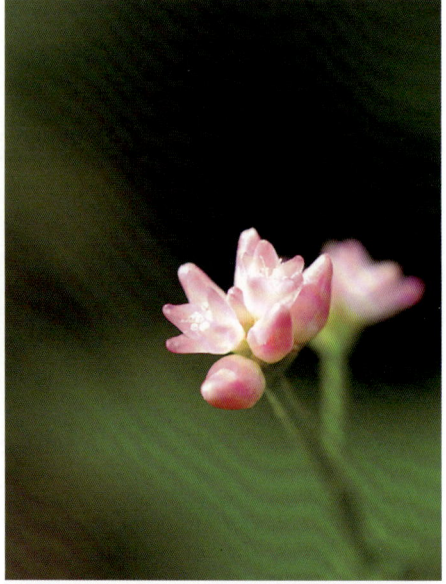

며느리밑씻개

생약명_ 자료

별사탕처럼 귀여운 꽃은 가면이다. 줄기와 잎에 따가운 가시가 돋아 있다. 바로 그 가시로 엉덩이를 씻겼으니 며느리가 얼마나 아팠을까. 봄부터 여름에 걸쳐 채취한 전초를 약용하는데, 혈액순환을 촉진하는 효능으로 옴, 버짐, 습진 등에 유용하게 쓰인다. 치질에도 쓰인다. 민간에서는 뿌리를 술에 담가 신경통 치료제로 쓴다.

tip

● 매우 귀하게 쓰이는 약초이지만 흔해서인지 그 중요성을 쉬 잊는다.

갈대

생약명_ 노근

벼과 여러해살이풀

Phragmites communis

① **분포**_ 전국 각지
② **생지**_ 물가, 습지
③ **화기**_ 8~9월
④ **수확**_ 봄~겨울
⑤ **크기**_ 2~3m
⑥ **이용**_ 뿌리, 줄기
⑦ **치료**_ 면역력 강화 등

땅속 어린 줄기는 죽순처럼 식용할 수 있다. 연하고 맛이 달다. 날 것으로 먹기도 한다. 생선이나 고기를 먹고 체했을 때 효과가 탁월해서 예부터 뿌리를 약으로 귀중하게 썼다. 요즘 화두가 되는 방사능에 오염되었을 때는 뿌리를 달여 마시면 백혈구가 늘어나고 면역력이 강화된다고 한다.

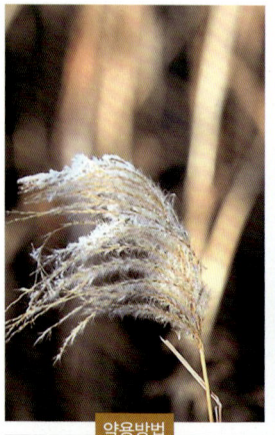

약용방법

- 중불로 오래 달이거나 가루를 내어 복용한다. 외상에는 생잎을 짓이겨 붙인다.
- 치유되면 복용을 중단한다.

벼과 여러해살이풀

Miscanthus sinensis

① **분포**_ 전국 각지
② **생지**_ 산과 들
③ **화기**_ 9월
④ **수확**_ 가을~이듬해 봄
⑤ **크기**_ 1~2m
⑥ **이용**_ 땅속줄기
⑦ **치료**_ 부인과, 호흡기 질환

억새

생약명_ 망근, 망경초

억새와 갈대는 서식지가 다르다. 갈대는 습지나 연못 또는 개울가에서 자생하고, 억새는 들판이나 산에서 자생한다. 한방에서는 망근이라 하여 약용하는데, 약효는 뿌리에 있다. 9월부터 이듬해 3월까지 뿌리를 캐어 날 것으로 쓰거나 햇볕에 건조하여 쓴다. 주로 부인병과 호흡기 질환 등을 다스리는 데 효능이 있다.

Chapter 3 가을에 피는 약초 • 237

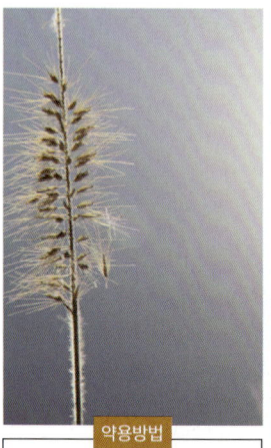

약용방법
- 중불로 오래 달여서 복용한다.
- 치유되면 복용을 중단한다.

벼과 여러해살이풀

Pennisetum alopecuroides

① **분포_** 전국 각지
② **생지_** 산과 들
③ **화기_** 8~9월
④ **수확_** 여름~가을
⑤ **크기_** 30~80cm
⑥ **이용_** 온포기
⑦ **치료_** 부인과, 호흡기 질환

수크령

생약명_ 낭미초

강아지풀과 흡사하나 다른 식물이다. 개가 아니라 이리의 꼬리를 닮았다. 한자로도 그렇게 쓴다. 잎줄기는 질기고 억세서 공예품을 만드는데 쓰며, 전초를 가을에 채취하여 약으로 쓴다. 눈을 밝게 하고 핏속의 어혈을 푸는 효능이 있다. 혈액순환을 왕성하게 하므로 출혈이 심한 생리나 낙태의 우려가 있을 때는 복용을 금한다.

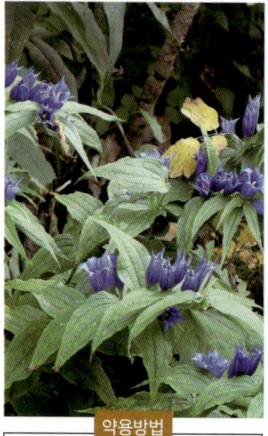

약용방법

- 중불로 오래 달이거나 술을 담가서도 쓴다.
- 치유되면 복용을 중단한다.

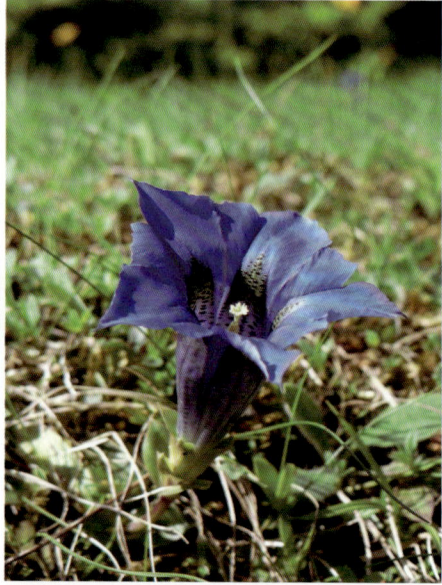

용담과 여러해살이풀

Gentiana scabra

① **분포**_ 전국 각지
② **생지**_ 산지의 풀밭
③ **화기**_ 8~10월
④ **수확**_ 가을~초겨울
⑤ **크기**_ 20~60cm
⑥ **이용**_ 뿌리줄기
⑦ **치료**_ 소화기질환, 해열 혈압조절, 설사 등

용담

생약명_ 용담

산과 들에서 종 모양으로 꽃이 핀다. 쓴맛이 나는 뿌리는 한약제 등으로 쓰는데, 너무나 써서 '용의 쓸개'라는 별명이 붙었다. 하루 1-2g 정도 물이 반이 되도록 달여 복용하면 소화불량, 열을 동반한 위의 통증과 설사에 좋으며, 해열에도 도움이 된다. 혈압을 낮추고 간의 열을 내려주는 작용 또한 탁월하다.

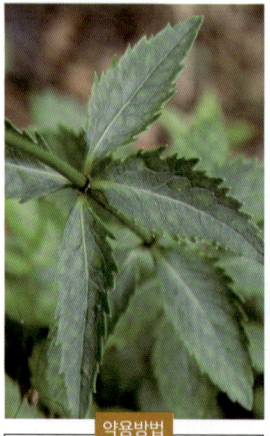

약용방법
- 중불로 오래 달이거나 술을 담가 복용한다.
- 많이 먹을수록 몸에 이롭다.

초롱꽃과 여러해살이풀

Adenophora triphylla

① **분포**_ 전국 각지
② **생지**_ 산과 들의 그늘진 곳
③ **화기**_ 7~9월
④ **수확**_ 가을 이듬해 봄
⑤ **크기**_ 40 120cm
⑥ **이용**_ 뿌리
⑦ **치료**_ 당뇨, 각종 암 등

잔대

생약명_ 사삼

백가지 독을 푼다고 널리 이용해 온 민간 보약이다. 뿌리를 사삼이라 부르며 약재로 사용하는데, 사포닌이 풍부해 당뇨는 물론, 항암효과가 매우 탁월하다. 자궁암 억제효과 측정에서 70%, 간암이나 유방암 실험에서는 66~80%의 억제율을 보였다. 잘 말린 뿌리 12g을 달인 다음 매일 식후에 마시면 효과를 볼 수 있다.

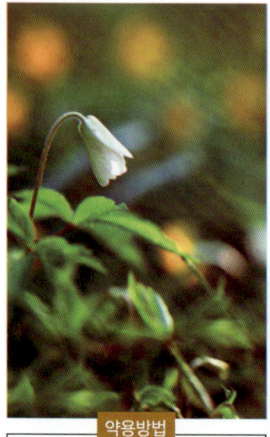

약용방법
- 중불로 오래 달이거나 술을 담가 복용한다.
- 많이 먹을수록 몸에 이롭다.

초롱꽃과 여러해살이 덩굴풀

Codonopsis lanceolata

① **분포**_ 전국 각지
② **생지**_ 깊은 산의 숲속
③ **화기**_ 8~9월
④ **수확**_ 가을~봄
⑤ **크기**_ 2m 이상
⑥ **이용**_ 뿌리
⑦ **치료**_ 각종 난치병 등

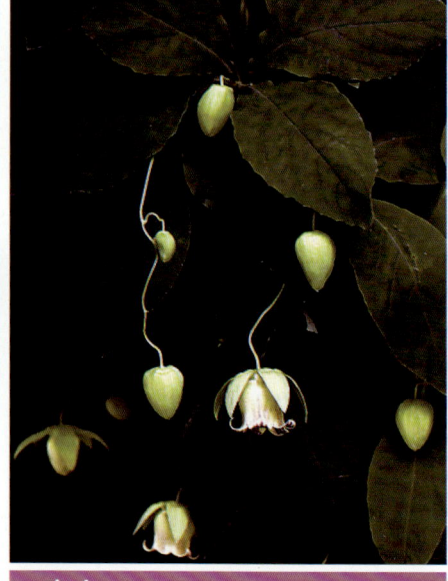

더덕

생약명_ 양유

예부터 오삼(五蔘) 중 하나로 여겨질 만큼 한방 효과가 뛰어나다. 동의보감에 "더덕은 성질이 차고, 맛이 쓰고 독이 없으며, 비위를 보하고 폐기를 보충해준다"라고 기록하고 있다. 도라지처럼 굵고 독특한 냄새가 나는 뿌리를 자르면 하얀 유즙이 나오는데, 사포닌 성분이 가득한 이 유즙이 각종 난치병을 예방한다.

약용방법

- 중불로 달이거나 생즙으로 복용한다. 외상에는 불에 태운 찌꺼기를 뿌리거나 짓이겨 붙인다.
- 치유되는 대로 중단한다.

돌나물과 여러해살이풀

Orostachys japonicus

① **분포_** 전국 각지
② **생지_** 산 속의 바위 위
③ **화기_** 9월
④ **수확_** 여름~가을
⑤ **크기_** 10~30cm
⑥ **이용_** 온포기(뿌리 제외)
⑦ **치료_** 소화기 질환, 위암 등

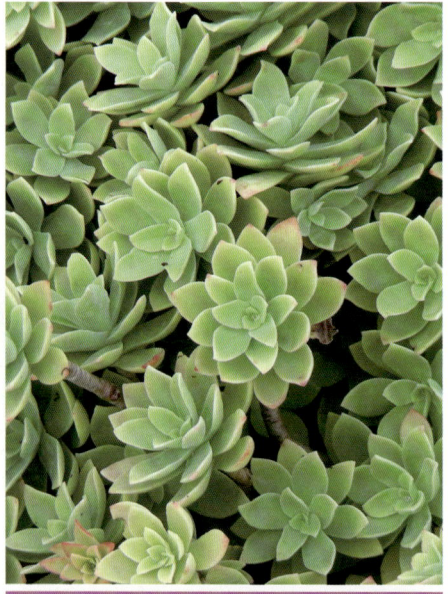

바위솔

생약명_ 와송

깊은 산의 바위나 오래된 산사의 기와지붕에서 자란다. 여름에 채취하여 말려서 약용하는데, 그중에서도 9월 초에 캔 것이 가장 약효가 좋다. 항암작용이 매우 뛰어나 위암을 비롯한 소화기 계통의 암에 좋은 효과가 있으며, 실험 결과 65%의 항암억제력이 확인된 신비의 약초다. 주로 녹즙을 만들어 복용한다.

Chapter 3 가을에 피는 약초 • 247

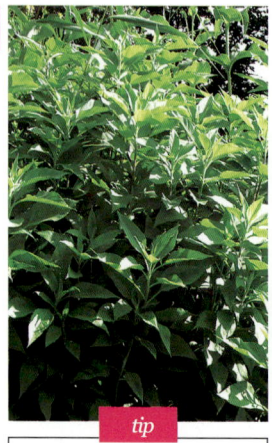

tip

● 껍질에 좋은 성분이 많으니 껍질 째 먹는 것이 좋다.

돼지감자_뚱딴지

국화과 여러해살이풀

Helianthus tuberosus

생약명_ 국우

① **분포**_ 전국 각지
② **생지**_ 저지대의 풀밭
③ **화기**_ 8~10월
④ **수확**_ 연중
⑤ **크기**_ 1~3m
⑥ **이용**_ 덩이줄기
⑦ **치료**_ 소화기 질환, 냉병 등

덩이줄기가 못생긴데다 울퉁불퉁해 뚱딴지라고 부른다. '천연 인슐린'으로써, 당뇨병에 꾸준히 사용해 왔으며 항산화에 좋은 폴리페놀이 풍부하게 함유되어 암을 예방하는데 큰 도움이 되는 식물이다. 말릴 경우 당을 치료하는 이눌린 성분이 4.6배 증가한다고 하며, 잎과 줄기는 타박상과 골절상 등에 쓰인다.

Chapter 3 가을에 피는 약초 • 249

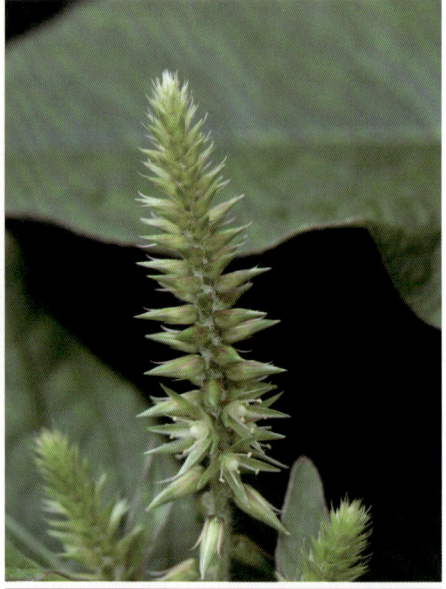

▲ 비늘줄기에서 풍기는 냄새와는 정반대로 아주 작고 귀여운 분홍색 꽃이 핀다. ▶ 아침에 피는 나팔꽃과 달리 메꽃은 한낮에 꽃을 피운다.

국화과 여러해살이풀

Atractylodes japonica

① **분포**_ 전국 각지
② **생지**_ 산지의 풀밭
③ **화기**_ 8~10월
④ **수확**_ 연중
⑤ **크기**_ 30~100cm
⑥ **이용**_ 뿌리줄기
⑦ **치료**_ 소화기 질환, 냉병 등

쇠무릎

생약명_ 백출, 창출

줄기의 마디가 소의 무릎과 닮았다고 붙은 이름이다. 인삼 비슷한 냄새가 나는 뿌리를 간과 신장을 다스리는 약으로 이용하며, 피를 잘 돌게 하는 효능이 있어서 평소 무릎이나 허리가 좋지 않은 사람들에게 좋다. 최근에는 생쥐를 이용한 세포 실험에서 항암효과와 면역체계를 강화하는 효과가 있는 것으로 밝혀졌다.

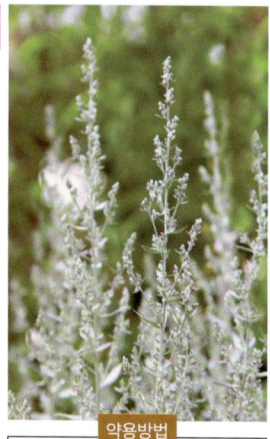

약용방법
- 중불로 달여서 복용한다.
- 1~2개월 정도는 무방하나 장복하면 양기가 준다고 한다.

국화과 여러해살이풀

Artemisia capillaris

① **분포**_ 전국 각지
② **생지**_ 냇가 모래땅
③ **화기**_ 8~10월
④ **수확**_ 5~6월
⑤ **크기**_ 30~100cm
⑥ **이용**_ 온포기
⑦ **치료**_ 황달, 간염, 신장염 등

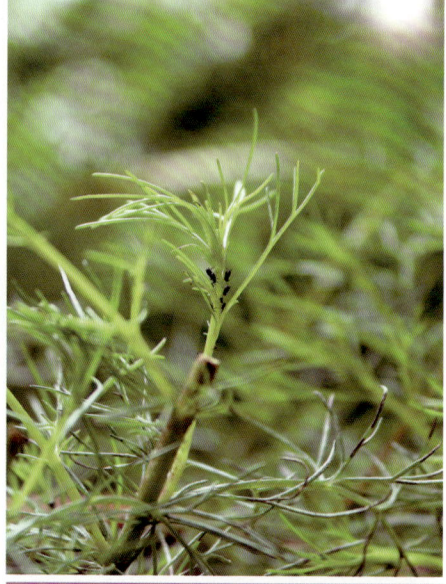

사철쑥

생약명_ 인진호

겨울에도 죽지 않고 다시 싹을 돋는다고 '사철쑥'이라고 부른다. 쑥의 한 종류로서 주로 황달 및 간염, 신장염 등에 약용한다. 5~6월에는 솜털이 난 새잎을, 8~9월에는 꽃이삭을 채취하여 그늘에서 말린다. 입추 2주 전부터 입추에 걸친 시기가 유효한 성분이 가장 많이 함유되어 있는 시기이며, 잎보다 꽃 쪽이 약효가 높다.

Chapter 3 가을에 피는 약초

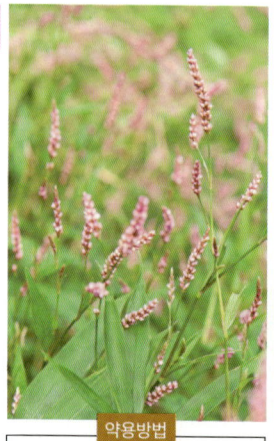

약용방법

- 중불로 달이거나 생즙을 내서 복용한다. 외상에는 짓찧어 붙인다.
- 치유되는 대로 중단한다.

마디풀과 한해살이풀

Persicaria longiseta

① **분포_** 전국 각지
② **생지_** 들이나 길가
③ **화기_** 7~9월
④ **수확_** 5~6월
⑤ **크기_** 50cm 정도
⑥ **이용_** 온포기
⑦ **치료_** 자궁출혈, 월경과다 등

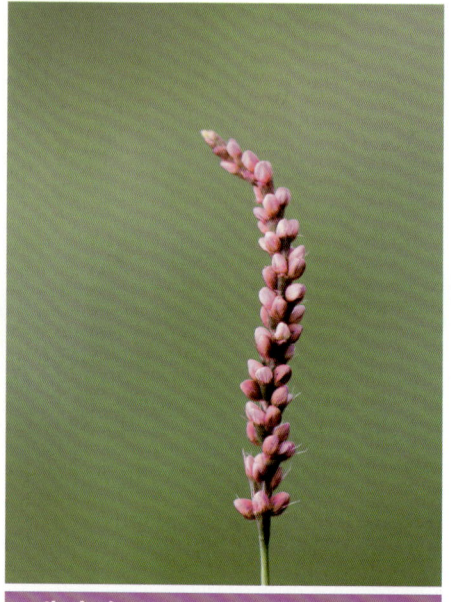

개여뀌

생약명_ 마료

입안이 얼얼하고 눈물이 날 정도로 맵고 쓴맛이 나는 풀 전체를 약용한다. 햇볕에 말린 다음 달여 따뜻하게 해서 마시면 자궁출혈이나 월경과다, 치질로 인한 출혈 등에 효과가 있다. 종기 등에는 달인 액체를 천에 스며들게 하여 환부에 붙인다. 잎과 줄기를 짓찧어 물고기를 잡는데 사용하기도 하며 식중독에도 사용한다.

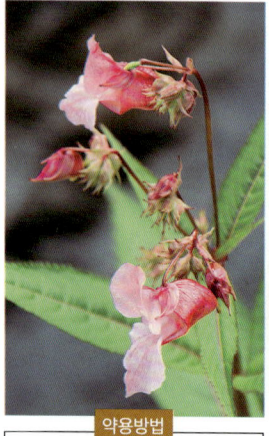

약용방법
- 중불로 달여서 복용한다.
- 치유되는 대로 중단한다.

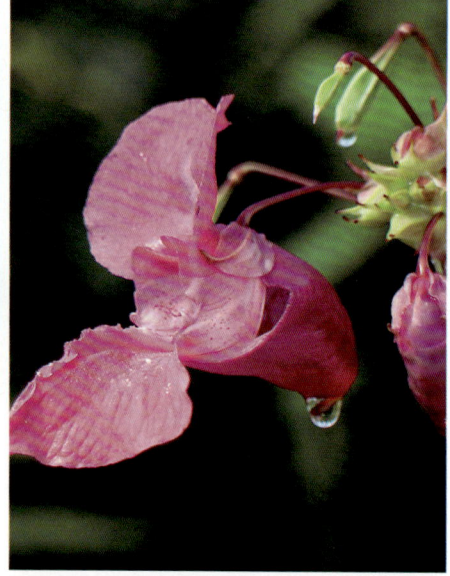

봉선화과 한해살이풀
Impatiens textori

① **분포_** 전국 각지
② **생지_** 산과 들의 습지
③ **화기_** 8~10월
④ **수확_** 5~6월
⑤ **크기_** 30~100cm
⑥ **이용_** 잎줄기, 꽃, 열매
⑦ **치료_** 강장효과, 종독, 중독

물봉선

생약명_ 야봉선

봉선화와 같은 종류이며 꽃 모양이 참 재미있는 풀이다. 잘 보면 꽃 뒤에 있는 꽃받침이 돌돌 말려 있다. 여름부터 가을사이 채취하여 햇볕에 말린 전초 및 뿌리를 약으로 쓴다. 1회에 2-3g씩 달여 복용하면 강장효과와 멍든 피를 풀게 한다. 또 말린 잎과 줄기를 진하게 달여 종기나 독충에 물린 환부를 닦아내거나 환부에 붙인다.

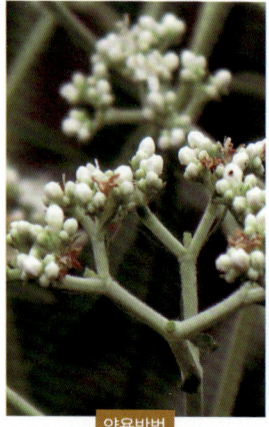

약용방법

- 중불로 달여서 복용한다.
- 해롭지는 않지만 치유되는 대로 중단한다.

마타리과 여러해살이풀

Patrinia villosa

① **분포**_ 전국 각지
② **생지**_ 산과 들의 풀밭
③ **화기**_ 7~9월
④ **수확**_ 여름~가을
⑤ **크기**_ 80~100cm
⑥ **이용**_ 온포기, 뿌리
⑦ **치료**_ 종독, 종양, 부종 등

뚝갈

생약명_ 패장

식물 전체에서 간장, 혹은 된장 썩는 냄새가 난다. 이 독특한 냄새는 마타리과 식물의 공통점이다. 어린순은 나물로 먹고 전초, 뿌리 줄기를 햇볕에 말려 약재로 쓴다. 항균, 진정작용 등으로 종기의 해독은 물론, 종양, 부종, 대하 등에 두루두루 사용할 수 있다. 뿌리줄기 5~10g 정도를 넣고 푹 달여 하루 세 번 나누어 마시면 좋다.

Chapter 3 가을에 피는 약초 • 259

- 중불로 달여서 복용한다.
- 1~2개월 정도는 무방하나 장복하면 양기가 준다고 한다.

산토끼꽃과 두해살이풀

Scabiosa tschiliensis

① **분포_** 전국 각지
② **생지_** 깊은 산의 숲속
③ **화기_** 8~10월
④ **수확_** 5~6월
⑤ **크기_** 50~90cm
⑥ **이용_** 온포기
⑦ **치료_** 황달, 두통, 위궤양 등

솔체꽃

생약명_ 산라복

서양에서는 옴 같은 피부병을 치료하는 데 썼던 식물로, 중북부 지방의 깊은 산에서 자란다. 전초나 뿌리를 약으로 쓰는 다른 약초와는 달리 꽃만 생약으로 사용하는데, 열을 내리고 피를 맑게 하는 효능을 갖고 있다. 주로 열에 의해 발생하는 객혈이나 황달 증세를 치료하며, 위장병, 설사, 두통에도 사용한다.

약용방법

● 중불로 달이거나 술을 담가서 복용한다.
● 너무 많이 쓰면 몸에 해로울 수 있다.

국화과 한해살이풀

Xanthium strumarium

① **분포**_ 전국 각지
② **생지**_ 들, 길가
③ **화기**_ 8~9월
④ **수확**_ 5~6월
⑤ **크기**_ 100~150cm
⑥ **이용**_ 온포기, 씨앗
⑦ **치료**_ 노화방지, 비염 축농증 등

도꼬마리

생약명_ 창이자

열매에 가시가 있어서 다른 물체에 잘 달라붙는 특징이 있다. 전초 모두가 약재인 식물로, 풍부하게 함유된 요오드 성분이 피부 및 신체의 노화 방지에 힘을 돕는다. 독성이 있으므로 약으로 쓸 때는 반드시 열을 가해 독성을 없애야 한다. 민간에서는 가려움증, 비염, 축농증 등에 약으로도 쓴다.

약용방법

- 중불로 달여서 복용한다. 외상에는 짓이겨 붙인다.
- 치유되는 대로 중단한다.

열당과 한해살이 기생풀

Aeginetia indica

① **분포**_ 제주도(한라산 지역)
② **생지**_ 억새, 양하 등의 뿌리
③ **화기**_ 10~11월
④ **수확**_ 9~10월
⑤ **크기**_ 10~20cm
⑥ **이용**_ 온포기
⑦ **치료**_ 요로감염, 종기, 골수염

야고

생약명_ 야고

엽록소 없이 억새 또는 생강, 사탕무 등의 뿌리에 붙어사는 기생풀이다. 우리나라에는 오직 제주도에서만 볼 수 있다. 전초를 생으로 혹은 말려서 약으로 쓰는데, 청혈, 해독효능이 있어서 요로감염, 골수염 등의 증상을 고친다. 벌레나 뱀에 물렸을 때 즙을 내어 붙이면 효과가 있다. 그러나 해로운 독이 있으니 유의해야 한다.

약용방법
- 중불로 달여서 복용한다.
- 치유되는 대로 중단한다.

노루발과 여러해살이 기생풀

Monotropastrum globosum

① **분포_** 제주도(한라산 지역)
② **생지_** 억새, 양하 등의 뿌리
③ **화기_** 7~10월
④ **수확_** 9~10월
⑤ **크기_** 10~20cm
⑥ **이용_** 온포기
⑦ **치료_** 진정약, 기침, 경련 등

수정난풀

생약명_ 몽란화

봄부터 가을에 걸쳐 피는 꽃이 수정처럼 맑고 난초처럼 청초해 수정난풀이라고 부른다. 야고와 마찬가지로 엽록소가 없는 기생식물로서 낙엽이나 벌레의 배설물에서 생기는 양분으로 살아간다. 민간에서는 풀 전체를 진정약, 기침약에 사용하고 호흡기 질병이나 경련에도 쓴다. 투명한 꽃은 물기가 없으면 검게 변한다.

약용방법

● 중불로 달이거나 술을 담가서 복용한다. 외상에는 잎을 짓찧어 붙인다. ● 가급적 많이 쓰지 않는 것이 좋다.

국화과 여러해살이풀
Syneilesis palmata

① **분포**_ 전국 각지
② **생지**_ 산지의 나무 그늘
③ **화기**_ 6~9월
④ **수확**_ 가을(뿌리)
⑤ **크기**_ 50~120cm
⑥ **이용**_ 온포기(식용), 뿌리
⑦ **치료**_ 사지마비, 관절염
　　　　　요통, 타박상 등

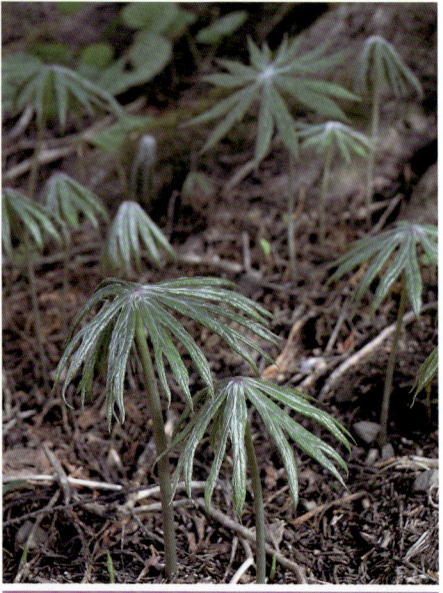

우산나물

생약명_ 토아산

접은 우산과 닮았다고 우산나물이라고 부른다. 잎이 접혔을 때 채취해야 하며, 잎이 완전히 펴지고 나면 삿갓나물보다는 약하지만 독성이 생긴다. 가을에 말려 둔 뿌리를 달이거나 술을 담가 소주잔으로 한두 잔씩 마시면 혈액순환과 관절염에 효과가 있다. 해독, 활혈, 지통의 효능으로 사지마비, 관절염, 요통, 타박상을 치료한다.

삿갓나물

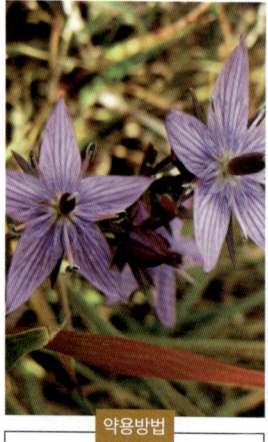

약용방법
- 중불로 달이거나 가루를 내서 복용한다.
- 치유되는 대로 중단한다.

용담과 두해살이풀

Swertia pseudo-chinensis

① **분포_** 전국 각지
② **생지_** 산과 들의 양지
③ **화기_** 8~10월
④ **수확_** 가을(개화기)
⑤ **크기_** 15~30cm
⑥ **이용_** 온포기
⑦ **치료_** 인후염, 편도선염 등

자주쓴풀

생약명_ 자당약

아주 쓴맛이 나는 풀이다. 달이고 달여 천 번 씹어도 여전히 쓰다. 용담보다 10배는 더 쓴맛이다. 모발을 자라게 하는 효능으로 머리에 바르고 마사지 하면 발모 효과를 볼 수 있다. 그밖에 청열, 해독, 건위작용을 해서 인후염, 편도선염, 결막염 및 옴이나 버짐등에 약으로 쓴다.

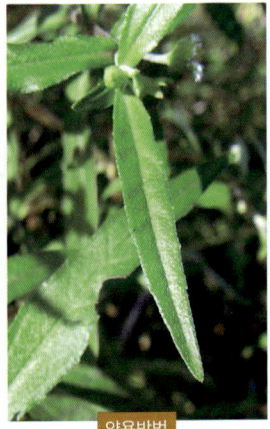

약용방법

- 중불로 진하게 달여서 복용한다.
- 해롭지는 않지만 치유되는 대로 중단한다.

한련초

생약명_ 묵한련

경기도 이남의 따뜻한 곳에 분포하는 일년초로 전체에 거친털이 있어 껄끄럽다. 꽃이 피는 시기에 전초를 채취해서 그늘에 말리거나 햇볕에 잘 건조한 후 약으로 쓴다. 피를 차게 하고 지혈 작용이 있어서 간장, 신장이 약할 때, 토혈, 각혈, 빈혈 등의 증상에 도움을 준다. 신선하게 사용하려면 수시로 채취해서 이용하면 된다.

국화꽃과 한해살풀

Eclipta prostrata

① **분포**_ 경기 이남
② **생지**_ 논밭둑, 냇가, 습지
③ **화기**_ 8~9월
④ **수확**_ 8,9월(개화기)
⑤ **크기**_ 10~60cm
⑥ **이용**_ 온포기
⑦ **치료**_ 간장, 신장의 보호 토혈, 각혈, 빈혈 등

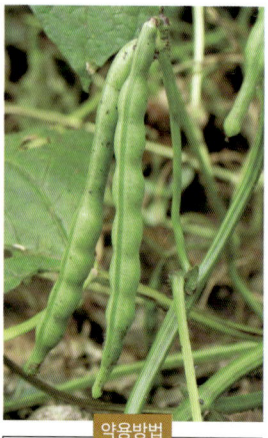

약용방법

- 중불로 달여서 복용한다.
- 해롭지는 않지만 치유되는 대로 중단한다.

콩과 여러해살이 덩굴풀
Dunbaria villosa

① **분포**_ 제주도, 남부 다도해 섬 지방
② **생지**_ 산이나 들, 바닷가의 숲
③ **화기**_ 8월
④ **수확**_ 개화기 전
⑤ **크기**_ 2m 정도
⑥ **이용**_ 온포기
⑦ **치료**_ 피부질환, 대하증 등

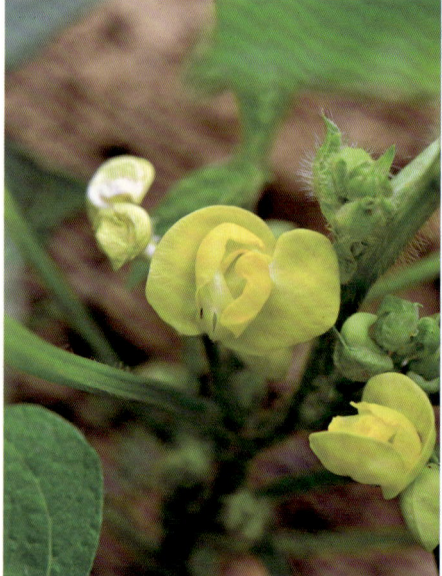

여우팥

생약명_ 야편두

꽃이 팥꽃과 비슷해서 붙은 이름이다. 남부 지방과 제주도의 풀밭에서 자라는 덩굴성 식물로, 주로 햇볕이 잘 드는 곳에서 자라지만 습기 있는 곳을 선호해 물기가 있는 숲이나 도랑에서도 많이 볼 수 있다. 전초 및 종자를 야편두라 하여 피부 질환이나 대하증 등에 약용한다. 팥처럼 식용하기도 하지만 그다지 맛은 없다.

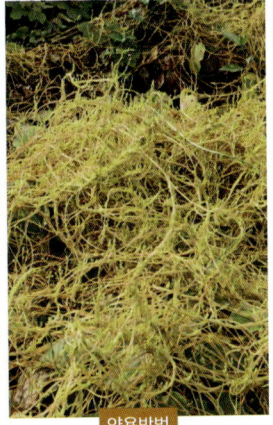

약용방법

● 중불로 진하게 달이거나 술을 담가 복용한다.
● 독성은 없지만 치유되면 바로 중단한다.

새삼

생약명_ 토사자

엽록소가 없기에 긴 덩굴을 다른 식물에게 칭칭 감으며 자라는 기생식물이다. 씨를 토사자라 부르며 약으로 쓴다. 자양 강장, 피로와 권태에 효능이 있으며, 줄기는 여드름 제거에 좋다. 열매가 익기 전인 가을에 채취해서 그늘에서 말린 다음 풀을 쳐내고 씨만 걷어서 약으로 쓴다. 작물에 막대한 피해를 입히는 약초이기도 하다.

메꽃과 한해살이 기생 덩굴풀

Cuscuta japonica

① 분포_ 전국 각지
② 생지_ 산과 들
③ 화기_ 8~9월
④ 수확_ 가을 무렵
⑤ 크기_ 50~70cm
⑥ 이용_ 줄기, 씨앗
⑦ 치료_ 자양강장, 피로감

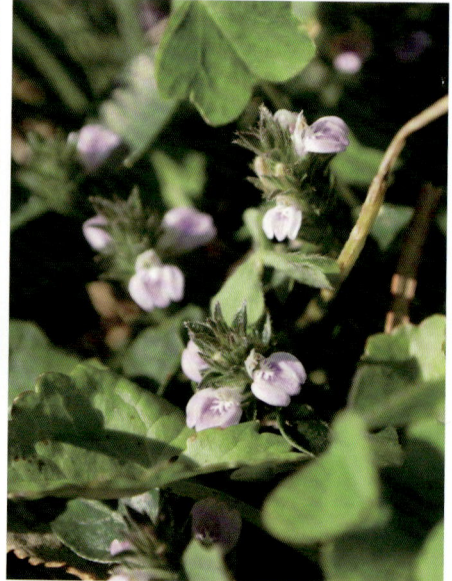

약용방법
- 중불로 달이거나 생즙 또는 술을 담가 복용한다.
- 해롭지는 않지만 치유되는 대로 중단한다.

쥐꼬리망초과 한해살이풀
Justicia procumbens

① **분포**_ 제주도, 남부 다도해 섬 지방
② **생지**_ 산이나 들, 바닷가의 숲
③ **화기**_ 7~9월
④ **수확**_ 7~9월(개화기)
⑤ **크기**_ 10~40cm
⑥ **이용**_ 온포기(뿌리 제외)
⑦ **치료**_ 인후통, 종기, 타박상

쥐꼬리망초
생약명_ 작상

산기슭이나 길가에 자라는 한해살이풀이다. 뿌리를 제외한 전초를 작상이라고 하여 약재로 사용하는데, 독성이 없는 생약이다. 청열, 해독, 활혈, 지통의 효능으로 감기로 인한 발열, 인후통, 근육통, 타박상, 종기 등에 사용한다. 내복약보다는 외용약으로 많이 쓰인다. 어린순은 나물로 먹지만 너무 많이 먹으면 결석의 원인이 된다.

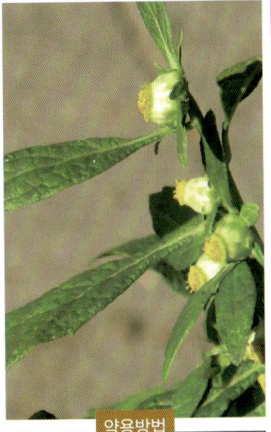

약용방법

- 중불로 진하게 달이거나 가루 또는 술을 담가 복용한다. 외상에는 달인 물로 씻는다.
- 치유되면 바로 중단한다.

담배풀

생약명_ 천명정

크고 주름이 있는 잎이 담뱃잎과 닮아서 담배풀이라고 부른다. 한방에서는 뿌리 및 전초를 말린 것을 천명정, 열매는 학슬이라 부르며 약용한다. 청열, 해독, 거담작용으로 편도선염이나 목의 통증, 기관지염 등에 효능이 있다. 잎을 짜낸 즙과 달임물을 타박상이나 벌레 물린 곳에 바르면 붓기가 쉽게 가라앉는다.

국화과 두해살이풀

Carpesium abrotanoides

① **분포**_ 중남부 지방
② **생지**_ 산기슭, 들, 밭둑
③ **화기**_ 8~9월
④ **수확**_ 개화기(온포기)
   9~10월(열매)
⑤ **크기**_ 50~100cm
⑥ **이용**_ 온포기, 뿌리
⑦ **치료**_ 편도선염, 기관지염

Chapter 4
위험한 독초

가지과 한해살이풀
Datula metel

① **분포**_ 전국 각지
② **생지**_ 길가, 빈터, 밭
③ **화기**_ 6~7월
④ **위험도**_ ★★★☆
⑤ **위험 부위**_ 전체
⑥ **오인 식물**_ 오크라
⑦ **오인 부위**_ 새순, 열매
⑧ **중독증상**_ 구토, 호흡 곤란

흰독말풀

싹과 열매가 오크라와 비슷하다.

꽃이 트럼펫 모양을 하고 있기 때문에 천사의 나팔이라고도 한다. 섭취한 양에 따라 다르지만, 1~2시간 안에 중독 현상이 나타난다. 환각이나 급성 치매 등의 증상이 나타나고, 최악의 경우 사망에 이른다. 경험자에 의하면, 여타의 환각제와는 비교가 되지 않을 정도의 환청, 환시, 환각을 맛 본다고 한다.

협죽도

최악의 경우 사망할 수 있다.

꽃과 잎, 가지, 뿌리, 열매는 물론 주변 토양까지 독이 묻든다. 잘못해서 즙이 눈에 들어 가면 실명할 수 있고, 불에 태우면 연기에 독이 녹아 들어 연기를 흡입하는 것만으로도 심각한 중독증상을 겪는다. 가장 무서운 것은 경구 접촉이다. 학교에 협죽도가 심어져 있을 경우, 아이들이 흙장난 등의 놀이를 통해 접촉할 위험이 있다.

협죽도과 상록 활엽 관목

Nerium indicum

① **분포**_ 제주도, 남부 지방
② **생지**_ 정원수, 학교 교정 등
③ **화기**_ 7 8월
④ **위험도**_ ★★★★★
⑤ **위험 부위**_ 전체, 흙
⑥ **오인 식물**_ 없음
⑦ **오인 부위**_ 없음
⑧ **중독증상**_ 구토, 복통, 실명

가지과 여러해살이풀

Scopolia japonica

① 분포_ 전국 각지
② 생지_ 깊은 산 습지나 그늘
③ 화기_ 4~5월
④ 위험도_ ★★★★
⑤ 위험 부위_ 전체(특히 뿌리)
⑥ 오인 식물_ 머위
⑦ 오인 부위_ 새순
⑧ 중독증상_ 구토, 설사, 환각

미치광이풀

잎에 싸인 머위의 봉오리와 오인할 위험이 크다.

정말로 미친 놈처럼 발버둥을 치며 괴로워하다가 여기저기 뛰어다니게 된다. 진통과 진정제로 약용하기도 하지만, 다량을 복용하면 중추신경이 마비되고 호흡이 곤란해져 심하면 생명을 잃을 수 있다. 꽃을 만진 손으로 눈을 비비거나 몸에 문지르는 것도 매우 위험한 행동이다. 약으로 쓸 때는 반드시 외상 치료에 국한한다.

독미나리

독이 피부에 스며들기 때문에 섣불리 만지지 않는다.

미나리와 서식지가 같아 잘못 채취하기 쉽다. 미나리 특유의 향이 없고 대신에 고약한 냄새가 난다. 전체에 털이 없고 속이 빈 뿌리줄기에서 누른 즙이 나오므로 조심만 하면 식별이 가능하다. 독미나리의 독은 신경독이다. 특히 뿌리에 집중적으로 많다. 이를 먹은 소가 15분 만에 죽었다는 보도도 있다.

미나리과 여러해살이풀

Cicuta virosa L

① 분포_ 중부·북부 지방
② 생지_ 습지, 물가
③ 화기_ 6~8월
④ 위험도_ ★★★★★
⑤ 위험 부위_ 전체(특히 뿌리)
⑥ 오인 식물_ 미나리
⑦ 오인 부위_ 잎, 뿌리
⑧ 중독증상_ 구토, 의식장애

천남성과 여러해살이풀

Arisaema amurense

① 분포_ 전국 각지
② 생지_ 산지의 그늘진 곳
③ 화기_ 5~7월
④ 위험도_ ★★★★★
⑤ 위험 부위_ 전체(열매)
⑥ 오인 식물_ 옥수수
⑦ 오인 부위_ 열매
⑧ 중독증상_ 구토, 설사, 마비

천남성

전문가에게 맡기는 것이 안전 제 1의 원칙이다.

장희빈이 마신 사약이 바로 천남성이다. 중풍에 효과가 있다고 먹었다가는 큰일을 치른다. 실제 먹어 본 사람의 말을 빌자면, 무수히 많은 바늘로 혀를 찌르는 느낌이란다. 열매는 옥수수 모양으로 맛있게 보이기 때문에 아이들의 잘못된 관심을 끌 수 있다. 종류가 많고 꽃 모양도 조금씩 다르니 약으로 쓸 때는 전문가와 상의한다.

배풍등

익은 열매를 아이들이 먹지 않도록 한다.

꽃보다 가을에 나는 방울 토마토 같은 열매가 눈에 띈다. 전초 말린 것을 해독, 해열과 이뇨에 사용하고, 간염 치료제로도 사용하는 약초지만 전초에 감자의 독과 같은 신경독이 있다. 특히 붉게 익는 열매가 강한 독성을 발휘한다. 착각해서 열매를 먹으면 구토 증상과 설사, 복통을 일으키며, 많이 먹으면 사망한다.

가지과 덩굴성 반관목

Solanum lyratum

① **분포_** 남부 지방
② **생지_** 산지의 양지쪽 바위틈
③ **화기_** 8~9월
④ **위험도_** ★★★☆
⑤ **위험 부위_** 열매
⑥ **오인 식물_** 없음
⑦ **오인 부위_** 없음
⑧ **중독증상_** 구토, 호흡장애 등

은방울꽃

백합과 여러해살이풀

Convallaria keiskei

은방울 꽃을 만졌다면 반드시 손을 씻는다.

① 분포_ 전국 각지
② 생지_ 산지
③ 화기_ 5~6월
④ 위험도_ ★★★★★
⑤ 위험 부위_ 전체
⑥ 오인 식물_ 둥굴레, 산마늘
⑦ 오인 부위_ 새순, 잎
⑧ 중독증상_ 심부전, 심장마비

귀여운 꽃과 향으로 사랑받고 있지만 맹독을 지닌 독초다. 소량으로도 사람을 죽일 수 있는 독이다. 꽃이 들어간 물병의 물을 마시고 사망한 사례도 있다. 뿌리를 강심제나 이뇨제로 약용하지만, 일반인이 취급하는 것은 매우 위험하다. 싹이 나올 때 잎을 구분하기 어려운 식물로 둥굴레, 비비추, 산마늘 등이 있다.